U0242147

版权声明

PSYCHIC RETREATS: PATHOLOGICAL ORGANIZATIONS IN PSYCHOTIC, NEUROTIC AND BORDERLINE PATIENTS by JOHN STEINER

Copyright © 1993 JOHN STEINER

This edition arranged with The Marsh Agency Ltd.

Through BIG APPLE AGENCY, LABUAN, MALAYSIA

Simplified Chinese edition copyright:

2023 by China Light Industry Press Ltd. / Beijing Multi-Million New Era Culture and Media Complany, Ltd.

All rights reserved.

保留所有权利。非经中国轻工业出版社"万千心理"书面授权，任何人不得以任何方式（包括但不限于电子、机械、手工或其他尚未被发明或应用的技术手段）复印、拍照、扫描、录音、朗读、存储、发表本书中任何部分或本书全部内容，以及其他附带的所有资料（包括但不限于光盘、音频、视频等）。中国轻工业出版社"万千心理"未授权任何机构提供源自本书内容的电子文件阅览、收听或下载服务。如有此类非法行为，查实必究。

Psychic Retreats

Pathological Organizations in Psychotic,
Neurotic and Borderline Patients

精 神 退 缩

精神病、神经症和边缘性病人的人格病理组织

[英] **约翰·斯坦纳**（John Steiner） 著

刘 岳 \ 李 航 \ 欧阳黎娜 译

中国轻工业出版社

图书在版编目（CIP）数据

精神退缩：精神病、神经症和边缘性病人的人格
病理组织／（英）约翰·斯坦纳（John Steiner）著；刘
岳，李航，欧阳黎娜译. —北京：中国轻工业出版社，
2023.3（2024.5重印）

ISBN 978-7-5184-4116-7

Ⅰ.①精…　Ⅱ.①约…②刘…③李…④欧…
Ⅲ.①精神疗法　Ⅳ.①R493

中国版本图书馆CIP数据核字（2022）第160212号

责任编辑：刘　雅　　　　　　　责任终审：张乃柬
策划编辑：阎　兰　刘　雅　　　责任校对：刘志颖　　　责任监印：吴维斌

出版发行：中国轻工业出版社（北京鲁谷东街5号，邮编：100040）
印　　刷：三河市鑫金马印装有限公司
经　　销：各地新华书店
版　　次：2024年5月第1版第3次印刷
开　　本：710×1000　1/16　印张：12
字　　数：121千字
书　　号：ISBN 978-7-5184-4116-7　定价：48.00元
读者热线：010-65181109
发行电话：010-85119832　　010-85119912
网　　址：http://www.chlip.com.cn　http://www.wqedu.com
电子信箱：1012305542@qq.com
版权所有　侵权必究
如发现图书残缺请拨打读者热线联系调换
240534Y2C103ZYW

译 者 序

先来讲一个有趣的现象。玛德琳·巴赫内（Madeleine Bachne）老师是我的督导，也是我作为新手督导的督导。我会向她报告自己的案例，也报告我督导的案例。在一次督导的督导中，她笑着问我，在中国，怎么好像所有人都在学习精神分析，都想做心理咨询师。我有点疑惑地看着她。她说："你的几个被督、这些被督的不同来访者以及你的来访者，之前在其他不同行业从事专业工作，现在都已经转行或者正计划转行来做心理动力学取向的心理咨询师。"我想了想，确实如此。不仅在我这里，在她的其他被督那里也看到类似的现象，所以她开了这个玩笑。她在中国的学生和她在瑞典的学生非常不同。当然，在中国，精神科医生以及高校心理学专业的教师和毕业生是精神分析学习者中更专业的力量，但从数量上来看，非专业的、不断地新进入的学习者占绝大多数。在疫情延续的大背景下，这样的现象呈现更突出的趋势：受自己的精神痛苦引路，走进咨询室，了解了精神分析；精神分析带来全新的视角重新审视并思考人生及意义；对人的内心世界充满好奇，希望更深入地学习并实践，进而决定转行做一名心理咨询师。

我就是沿着这条路径走过来：2006年，我还是个网络工程师；2007年，通过了国家二级心理咨询师的认证；2008年，开始做第一段个人分析；2010年，在参加了北京的精神分析大会以后，我在心中定下目标，想要成为精神分析师；2016年，被接收为国际精神分析协会（International Psychoanalytic Association，IPA）精神分析师候选人，然后陆续开始第二段个人分析、精神分析理论的学习和临床讨论、第一个分析案例、第二个分析案例。从 IPA 培训所选文献的出版时间来看，斯坦纳（Steiner）的作品属于在新近的时间范围被选用比较多的。我如此喜欢他的这本《精神退缩》（*Psychic Retreats*），并因为被吸引而第一次尝试翻译工作，希望为精神分析的传播尽一点力。阅读这本书，可以让处于不同阶段的学习者看到，当代克莱因学派精神分析的临床工作是怎样做的，精神分析所说的深层人格改变是如何突破僵局艰难地实现，而不是某位大师的一两句点拨就可以让一个人变好。当我听到一位咨询师说，咨询真不好做，没有哪个咨询是好做的，我心里想，这才是做这个工作真实的体验。回到开头提到的有趣现象，我大胆地提出一个观点：这个现象背后的原因是，这些人意识地或潜意识地发现自己被困在精神退缩中，他们尝试走出来，更真实地接触这个世界和更真实地活着，并成为自己。尽管有很多人最开始是因为"崩溃"而被动地失去了精神退缩的保护，他们在开始进入心理咨询时只是想维持或重建它，但如果内在的动力足够强，并且咨询师能够识别并提供有效的帮助，来访者就有机会得到真正的发展和成长。

上文提到一个观点：很多人尝试从精神退缩中走出来，成为真实的自己。从字面上看这样的说法并不新鲜，但它究竟意味着什么呢？作者在临床工作中遇到的最大困难是如何与来访者进行有意义的接触，也就是与有情感需要的、依赖的、脆弱的部分接触，在我看来这个部分很接近大家平时说的真实的自己。而想接近它非常困难，这恰恰是越来越多的人寻求精神分析或心理动力学心理咨询或治疗的原因。有个比喻说，精神分析的过程像是剥洋葱，一层层地剥，边剥边哭，然后才能找到那个深藏的自己。作者用了另外的比喻，分析师耐心地等待那个有情感需要的部分从精神退缩里"emerging"，书中这个词平铺直叙地翻译为"走出来"，但这并不能传递出那种生动的画面感，就像蜗牛或牡蛎从它们坚硬的壳中慢慢探出头来，一有风吹草动就迅速缩回去，等到确认周围安全后，才再次慢慢探出头来。分析师要有耐心等待，非常敏锐地捕捉短暂的、有接触的瞬间，并记录下来，告诉来访者自己识别出了这次"emerging"，知道因为一些什么原因它只能先回到精神退缩里。然后，分析师继续耐心等待。在这个动态发展的过程中，有情感需要的部分下一次再"emerging"的时候，就会对分析师有更多的信任，可能在有接触的情形下停留更久，给分析工作更多的机会。

斯坦纳的分析师是汉娜·西格尔（Hanna Segal），他接受分析培训时的第一个督导是赫伯特·罗森菲尔德（Herbert Rosenfeld），第二个督导是贝蒂·约瑟夫（Betty Joseph），因而他的思想深深地根植于他们，且深受弗洛伊德（Freud）、克莱因（Klein）、比昂（Bion）、雷伊（Rey）和莫尼−克尔（Money-Kyrle）的影响。直到1996年退休前，斯坦纳都一直在伦敦塔维斯托克诊所工作，发展了明星课程"分析性心理治疗入门"（An Introduction to Psychoanalytic Psychotherapy，D58）。斯坦纳的教学经验也体现在书中：本书脉络清晰，易于阅读和学习，可以被许多正在传播精神分析思想的教师选为上课的教材或读书会的阅读书籍。

斯坦纳的写作风格简洁清晰，他通过不断细微演化的一个个临床瞬间的此时此地，利用反移情给出对材料的潜意识理解，将克莱因学派的核心概念"投射认同"生动地展现出来，让人拍案叫绝。阅读他的这本《精神退缩》给我的临床工作带来很多启发，我有豁然开朗的感觉。随着临床工作的进展，又让我对理论的理解更加深入。目前，越来越多的精神动力取向咨询师有能力做长程咨询，他们也从理论的角度知道工作的方向是处理分离、哀伤丧失，通过收回投射而实现自体的整合。但这样的工作究竟怎么做呢？本书展现了斯坦纳如何处理分析中的僵局。书中众多的案例会让你大呼过瘾。

此外，本书还可以有很多打开方式，这取决于对精神分析感兴趣的潜在读者各自的情况。

如果你已经学习过偏执−分裂位和抑郁位的概念，但在自己的临床工作中不知道怎么使用，那么你可以从第3章开始阅读。

如果你的理论已经学习得比较透彻，发现自恋的客体关系是所有来访者的核心问题所在，你希望对此有更全面的理论梳理，那么第4章会是你正确的入口。这里提到的每位分析师的每篇文献，你都可以用作者名加年份的方式在"精神分析电子出版"（Psychoanalytic Electronic Publishing，PEP）上快速找到。

非精神科医生背景的咨询师对精神病性的病人接触很少，第6章的内容从理论和临床的方面给出对精神病性组织的精神分析理解。

如果有佛教的背景，你可以从第8章开始阅读。莫尼-克尔将分析的目的概念化为"帮助病人理解，进而克服阻碍他发现天生就知道的东西的情感障碍"，你是否觉得这和佛教所说的"何欺自性本自具足"有相通的地方？对真相的追寻，认为人会因对真相视而不见而受苦，在这些方面，精神分析和佛教的理念有共识。

如果喜欢文学，你可以从第10章开始阅读。这章用精神分析的视角，解读了经典戏剧《俄狄浦斯王》(*Oedipus the King*) 与《俄狄浦斯在科伦那斯》(*Oedipus at Colonus*)。看完这章，你会对生而为人的苦难及不幸的命运有更多的领悟，说不定受到启发之后，你也能写出对某个经典文学作品或电影的精神分析解读。

如果在临床工作中，你觉得对来访者的问题已经看得很清楚，但不知道如何给出来访者能接受的诠释，因为之前你的诠释引起了来访者强烈的情绪反应，那么看看第11章是否对你有所启发。在此，我分享一个作为被分析者的体验，有一类诠释我会感觉分析师似乎在说我错了，让我好好反省；而另外一类诠释我比较容易听进去，觉得分析师很温暖、很理解我。我先在自己的分析里体会到这些，后来才知道前一类是以病人为中心的诠释，后一类是以分析师为中心的诠释。当然，要实现真的发展，仅仅被理解是不够的，最终需要被分析者本人能够理解。

我和另外两位同在广东的IPA分析师候选人欧阳黎娜和李航一起完成了全书的翻译。我翻译第1、2、6、8章；欧阳黎娜翻译了第3—5章；李航翻译了第7章和第9—11章。

希望读者可以愉快地阅读，通过我们3位译者搭建的桥梁，与斯坦纳精妙的临床思想相遇。

刘岳

致　　谢

　　感谢我的家人和我在英国精神分析协会与塔维斯托克诊所的同事的帮助及支持。米迦勒·费尔德曼（Michael Feldman）、罗纳德·布里顿（Ronald Britton）、汉娜·西格尔（Hanna Segal）、普丽西拉·罗思（Priscilla Roth）、贝蒂·约瑟夫（Betty Joseph）和我的妻子底波拉·斯坦纳（Deborah Steiner）阅读并评论了多个版本的手稿。他们的评论极具价值。伊丽莎白·斯皮利厄斯（Elizabeth Spillius）作为编辑、同事和朋友发挥了至关重要的作用。特别感谢我的病人，包括那些在本书中作为材料出现的病人，和那些帮助我发展与澄清想法的其他病人。

前　言

罗伊·谢弗（Roy Schafer）

你只能钦佩贯穿此书的细腻的共情、精妙的理解、令人印象深刻的耐心和令人耳目一新的坦率。然而，钦佩之余，对约翰·斯坦纳的作品的任何细读都可以大大增进精神分析师和心理治疗师的临床智慧。在与患有严重障碍的病人的治疗工作中，就是在那种我们心理健康专业人员在整个职业生涯中必须一次又一次地面对的工作中，特别有价值的是，斯坦纳对无法避免痛苦的和令人沮丧的时期的诠释性态度。

斯坦纳令人信服地将这些难以治愈的病人中的一个亚组描述为不能忍受偏执–分裂位或抑郁位的痛苦。因此，他们避开了真实关系的世界，为自己建造了精神退缩（psychic retreats）。在那里，尽管病人仍常常处于痛苦之中，但他们觉得自己受到了保护。以一种变态的方式，他们甚至好像能在精神退缩中找到自恋和受虐的满足。他们通过以下方式实现：建立防御的病理组织和幻想的客体关系，使用的材料包括大量的投射认同，理想化，严重损害他们的现实感，以及为了获得安全感卑躬屈膝地服从他们在内部世界中人为建立起的组织。可以理解的是，然后，他们将治疗师的干预体验为既威胁他们的安全，又限制他们的满足，因此他们恰恰反对他们所求助的那个人。

在很大程度上，这些病人已经从令他们感到痛苦的困难中退缩，而这些困难在他们哀伤丧失的必经之路上，当他们与原初构建的内部客体分离时，必须经历这种丧失。从心理上来说，一个人正在与这些客体分离，伴随着哀伤客体的"丧失",往往有破坏的体验。斯坦纳有很多相关的经验可以教我们。他对反移情的描述同样具有启发性。当分析师或治疗师感到被诱惑进入这个奇怪的、矛盾的、潜意识幻想的替代世界时,肯定会被激发起反移情;然后,各种麻木迟钝和勾结几乎是不可避免的。当它们被理解和掌握时,这些反移情就可以得到很好的利用。

斯坦纳通过许多生动、详细的临床实例解说,和在精彩的最后一章中关于不同框架下诠释方法效果的演示,展示了这一切。我们如何对待这些病人,尤其是在痛苦的僵局时期,会对工作的有效性产生很大的影响。这些临床案例和反思例证了当今正在进行的一些最好的分析工作。它们应该能帮助我们思考在每一类病人身上工作的困难时期,而不仅仅是作者挑出的亚组中的病人。

斯坦纳带来了从精神分析文献的广泛知识中汲取的思想。在这方面,他对于主张哪些是自己的理论非常谦逊。他展示他受惠于弗洛伊德,这随处可见;他还受惠于许多伟大的精神分析先驱者,这也无处不在,尤其是那些或多或少被认为是克莱因学派思想的主要贡献者,其中包括赫伯特·罗森菲尔德、威尔弗雷德·比昂(Wilfred Bion)、汉娜·西格尔和贝蒂·约瑟夫。但他的学术范围不限于此,这对那些不属于克莱因学派的治疗师或分析师读者来说都是有益的。在此基础上,这些读者应该可以找到许多进入临床实例和讨论的切入点。

在心理治疗领域工作的很多人发现自己在与病理组织战斗,而约翰·斯坦纳致力于以精神分析的方式识别和理解病理组织,所以这本书,将很快成为每个临床工作者书架的必要补充。借用他在那篇引人入胜的文章《索福克勒斯的俄狄浦斯》(Oedipus plays of Sophocles)中巧妙地使用的那句话:我们谁也不能对这件高质量的作品"睁一只眼闭一只眼"。

导　言

　　本书中讨论的这些主题源于我对几个病人的分析中的实际困难的努力思考。同许多当代分析师一样，有两个问题特别困扰着我：第一个问题是与病人进行有意义的接触，第二个问题是处理变得重复、静态和无成效的分析。与这类病人工作的经历，让我观察到他们使用各种机制来创造心智状态，从而提供保护，免受焦虑和痛苦。他们退出与分析师的接触，进入这些状态，这些状态在空间上经常被感受为就好像它们是病人可以躲藏的地方。我把它们称为精神退缩、避难所、收容所、庇护所或避风港，这本书讲述了它们的运作方式。如果这种撤回状态延长并重复，则发展受到严重阻碍，分析就会陷入困境。这导致了一个临床情境，引起了关于分析师的技术问题，包括他或她的理解能力，以及病人的心理病理学和防御选择的问题，这些将在以下章节中讨论。

　　在第1章中，我通过对精神退缩理论的概述，介绍了本书的一些重要主题，包括表明人格病理组织活动方式的核心思想。这些组织被概念化为一组防御和一个高度结构化、紧密结合的客体关系系统。虽然本章是相当理论性的，但我的定向主要是临床，我关心的是理解病人和分析师在分析性咨询室中的互动情况。然而，理论本身不仅是重要和有趣的，而且应该在临床上有用。由于分析师总是有一个理论，无论是否是他①有意识支持的理论，在我看来，有意识的理论总比潜意

---

① 在这本书中，我尽量避免使用性别歧视的语言，但为了简洁明了，我有时会用"他"来指代两种性别的分析师或病人。

识的偏见更好。然而，重要的是要强调，我阐述的理论描述旨在提供背景态度，而不是当病人实际就诊时在咨询室中用作公式。在这里，我同意比昂（1970）的观点，即分析师的首要任务是让自己对病人可用，开放他的心智，尽可能减少干扰地接收病人传递的信息。理论就像"记忆和欲望"，会填满分析师的心智，于是无法为病人的投射留出足够的空间。然而，一个健全的理论方法，可以让分析师在分析小节之间思考临床材料时，或在写作和与同事讨论时，利用简单和明确的理论；而当分析师与病人在一起时，实际上更容易让理论后退到背景之中。

在第2章中，我更详细地描述了精神退缩，并使用临床材料来说明它们的运作方式，即作为避开偏执-分裂和抑郁焦虑的避难所。

第3章回顾了偏执-分裂位和抑郁位及各自焦虑的特征。这些被进一步细分，以阐明当个人处于特定压力下的若干节点，其结果是，个人可能转向人格病理组织的保护。

第4章接着回顾了自恋的客体关系，以及以往对人格病理组织的研究。尽管这篇回顾集中在克莱因学派作者身上，但重要的是认识到，克莱因学派之外的许多分析师都在这方面和相关领域做了重要的工作，有时他们使用类似的概念，但术语不同。不可能全面回顾这项工作，但在第4章中将简要讨论其中的一些内容。

第5章描述了重新找回通过投射认同而丧失的自体部分的方法。当考虑如何离开精神退缩时，关键是投射认同的可逆性以及重获通过这一机制丧失的自体部分。本章回顾了构成哀伤的事件的正常序列，并描述了一个模型，该模型表明，正是在哀伤过程中，自体部分才得以收复。

第6章讨论了精神病性组织。精神病病人修复自我的需要源于一种绝望的情况，这是他自己的心智受到攻击后内在灾难的后果。解释了人格病理组织作为受损自我的补丁的方式。

第7章说明了当病人感到委屈和怨恨但不能表达他报复的愿望时，病理组织是如何发挥作用的。该组织可能再次作为对迫害和碎片化的防御，但同时它可以保护病人免受抑郁位的痛苦和内疚，并防止丧失的体验。如果病人能够从精神退缩中走出来，与心理现实接触，他可能能够认识到足够多好的感觉，使他能够感到后悔和悔恨。如果发生这种情况，哀伤可以继续进行，投射可以从客体撤出并返回自体。病人感觉他能够得到宽恕，反过来又可以宽恕客体，这样就可以开始走向修复。

第8章论述了精神退缩之变态（perverse）的方面，检视了精神退缩与现实的特殊关系类型（这是它们的特征）。我在这里表明，它们通过弗洛伊德（1927）在恋物癖研究中所描述的方式——同时接受和拒认——来处理现实。

第9章对这一讨论进行了扩展，说明了变态的客体关系，包括自体不同部分之间的变态关系，如何帮助加强病理组织对人格的控制。

在第10章中，我转向文学，看看索福克勒斯关于俄狄浦斯的伟大戏剧，这些戏剧对精神分析产生了深远的影响。我用这种材料来观察两种类型的精神退缩。在《俄狄浦斯王》中，我描述了变态的机制，尤其是我称之为"睁一只眼闭一只眼——视而不见"的机制，它使真相既被承认，也被拒认，也就是说，知道的同时又不知道。在《俄狄浦斯在科伦那斯》中，发生了一个更为彻底的与现实的断裂，我称之为"从真相逃入全能"，这是一个精神病性的精神退缩的例子。

最后在第11章中，我讨论了对那些紧紧抓住人格病理组织的病人的分析中出现的一些技术问题。我建议区分"需要理解"和"需要被理解"是有益的。在此基础上，可以将移情诠释示意性地分为以病人为中心的诠释和以分析师为中心的诠释。我讨论了每种方法的优点和缺点，并建议，有时在有强烈的精神退缩倾向的病人那里，以病人为中心的诠释可能特别具有侵扰性和迫害性。在这些时候，转向以分析师为中心的诠释可能有助于分析师理解正在发生的事情，有时还有助于避免陷入僵局。

目　　录

❧ 第 1 章 ❧

精神退缩理论

当与分析师进行有意义的接触会被感受为威胁时，精神退缩为病人提供一个相对安宁的区域，并使病人免受压力的困扰。不难理解这种短暂性撤回的必要性，但是，那些习惯性地、过度地和不加选择地转向精神退缩的病人的分析会出现严重的技术问题。在某些分析中，特别是对边缘性的和精神病性病人，其精神退缩空间或多或少地成了永久居所，于是出现了发展和成长的障碍。

根据我自己的临床经验，这种类型的撤回以及所导致的与分析师接触的失败有很多种形式。冷漠型的分裂样优越感在一位病人那里表现为冷淡的屈尊，在另一位病人那里则表现为对我的工作的嘲笑。一些病人显然对焦虑有反应，他们的撤回似乎表明分析已经触及必须避免的敏感话题。可能最困难的精神退缩类型是提供虚假的联系，并邀请分析师以表面上的、欺骗性的或变态的方式发生联系。有时，可以认为这些反应是分析师笨拙的或侵入性的行为所导致的，但常见的是，即使谨慎小心的分析也会和病人脱离接触。他们退缩到强大的防御系统背后，这些强大的防御系统被当作防护盔甲或躲藏地，有时可以观察到他们如何小心翼翼地出现，就好像蜗牛从其壳中探出，但在接触导致痛苦或焦虑时再次退缩。

我们已经了解到，影响接触的障碍和影响进步与发展的障碍是相关的，并且它们都是由使用特定类型的防御组织引起的，病人希望以此方式躲避无法忍受的焦虑。我将这种防御系统称为"人格病理组织（pathological organizations of the personality）"，并用这个术语来表示一系列防御系统，这类系统的特征是极其顽固的防御，其功能是通过避免与他人和现实世界的接触来帮助病人躲避焦虑。使用这种工作方法使我更加详细地研究了防御的运作方式，尤其是它们如何相互连接以形成复杂的、紧密联系的防御系统。

分析师将精神退缩视为病人所处的心智状态，在这种状态下，病人被卡住了，切断了联系，无法触及，他推测这些状态产生于一个强大的防御系统的运作。病人对精神退缩的印象反映在他所做的描述中，也体现在通过梦境、记忆和日常生活的报告所揭示的潜意识幻想中，这种潜意识幻想以图像化或戏剧化的意象显示了精神退缩如何被潜意识地体验到。通常，它表现为房屋、洞穴、要塞、荒岛，或类似的一个被视为相对安全的位置。或者，它可以采用人际关系形式，通常作为提供安全性的客体的组织或部分客体的组织。它可以被表征为商业组织、寄宿学校、宗教派别、极权政府或类似黑手党的帮派。在对它的描述中常常会显示出暴虐和变态的元素，但有时这个组织会被理想化和羡慕欣赏。

通常在一段时间内，可以观察到各种表征，这有助于建立起病人防御组织的图景。稍后，我将尝试表明，将其视为客体关系、防御和潜意识幻想的组合有时会很有用，这些组合构成了类似于但又不同于梅兰妮·克莱因（Melanie Klein, 1952）所描述的偏执-分裂位和抑郁位的临界位置。

精神退缩提供的解脱是以隔离、停滞和撤回为代价的，一些病人发现这种状况令人痛苦并对此表示抱怨。然而，另外一些病人则以顺从、解脱，有时是蔑视或胜利的态度来接受这种状况，因此，分析师必须忍受难以建立联系的绝望。有时，精神退缩空间会被视为一个残酷的地方，病人会意识到这种情况如死一般的性质，但更多情况下，精神退缩空间会被理想化，并被视为一个愉悦甚至理想的避风港。无论是理想化的还是迫害性的，病人都认为它比更糟糕的状态可取，这是唯一的选择。在大多数病人中，可以观察到一些移动，他们会谨慎地从精神退缩中出来，然后在出现问题时再次返回。在一些案例中，在病人从精神退缩走出来的这些时期里，可能会出现真正的发展，并且病人逐渐能够减少其撤回的倾向。

在另一些案例中，撤回的时间更长，即使确实发生了从精神退缩走出来，但获得的发展是暂时的，并且病人会在负性治疗反应的作用下退回他之前的状态。典型的是，病人利用精神退缩达到平衡状态，来保持相对免于焦虑，但这是以发展几乎完全停滞为代价的。当以下事实发生时，情况变得复杂，分析师被用作防御组织的一部分，并且有时被如此巧妙地邀请加入，以至于他不知道分析本身已经被转化为精神退缩。分析师常常承受巨大压力，他的沮丧可能会导致他感到绝望，或者付出通常是徒劳的努力去克服病人顽固的防御。

临床上发现了对精神退缩的所有依赖程度，从一端，完全卡住的病人，到另一端，那些以临时的方式酌情使用精神退缩的病人。精神退缩的范围和普遍性也是变化的，有些病人能够在某些区域发展并维持适当的关系，但仍卡在其生活的其他方面。我将贯穿本书始终强调的一个要点是，即使在对严重卡住的病人的分析中，改变仍然可能发生。处于压力中时，如果分析师能够坚持承受并存活下来，则他和病人可以逐渐对组织的运作获得一些领悟，并松缓其控制和运作范围。

精神退缩的特征之一是，病人避免与分析师接触，同时避免与现实世界接触，这种现象在变态的、精神病性的和边缘性的病人中最为明显。然后，精神退缩就成为人们不必面对现实的心智领域，在这里潜意识幻想和全能力量可以不受限制地存在，在这里任何事都是被允许的。这一特征往往使精神退缩对病人如此有吸引力，通常涉及使用变态的或精神病性机制。

在这些棘手的分析中，可以观察到防御系统的强大功能，这给我留下了深刻的印象。有时，它们是如此成功，使病人免于焦虑，只要系统没有被挑战，就不会出现任何困难。在另外的病人们那里，尽管精神退缩带来了明显的痛苦，但他们仍然被困其中，这可能是慢性与持续的或受虐的和成瘾的那一类病人。然而，在所有这些情况下，病人都会受到改变的可能性的威胁，并且如果被刺激，可能会做出更严重的撤回反应。

这些情况在理论上很有意义，但我自己主要关心的是临床问题，这意味着我的中心关注点是在分析过程中，病理组织如何在个体病人的具体分析小节中发挥作用。在这里，重要的是要认识到，分析师永远不可能成为一个不介入的观察者，因为他总是或多或少地被应征参加移情中的活现（Sandler，1976；Sandler & Sandler 1978；Joseph，1989）。在发展这些有关病理组织问题的想法时，我注意到了病人如何利用分析师帮助他建立一个可以退缩的庇护所。我一直最关注跟进分析小节中的细微变化，描述病人如何移动而从庇护所中出来，只是在他面对无法忍受或不愿忍受的焦虑时再次退缩。

正是这种过程的高度组织性使我震惊，并导致我使用"病理组织"一词来描述防御的内部结构。临床图景本身已被大多数工作中的分析师所熟悉，并已由许多作者以各种术语进行了描述，这些工作将在本书的后文进行回顾。亚伯拉罕（Abraham，1919，1924）关于自恋阻抗的研究和赖克（Reich，1933）关于"性格盔甲"的工作是早期的例子。里维埃（Riviere，1936）谈到了一个高度组织的防御系统，罗森菲尔德（1964，1971a）描述了破坏性自恋的运作。西格尔（1972）、奥肖内西（O'Shaughnessy，1981）、里森伯格-马尔科姆（Riesenberg-Malcolm，1981）和约瑟夫（1982，1983）也描述了陷入强大防御系统的病人。这项工作和其他类似的工作一直关注处于极端情况下的病人，这些极端情况与弗洛伊德在《可终结与不可终结的分析》（Analysis terminable and Interminable，1937）一文中提到的那些改变的终极障碍有关。弗洛伊德把改变的最深层障碍与死本能的运作联系起来，在我看来，病理组织在处理原始破坏性这一普遍存在的问题上扮演着特殊的角色。这对个体有着深远的影响，无论它是来自外部还是内部的根源。来自外部环境的暴力或忽视的创伤经历导致内化了暴力病态的客体，这样的客体同时又充当了投射个体自身破坏性的合适接受器。

没有必要解决关于死本能这一有争议的问题，我们可以认识到个体构成中通常会存在一些非常致命和自体破坏性的东西，除非被充分地容纳，否则会威胁到个体的整合。在我看来，防御组织起着约束、中和和控制原始破坏性的作用，无论其来源如何，它是所有个体防御构成的一个普遍特征。此外，对于一些在破坏性相关的问题上特别突出的病人，其病理组织开始支配心灵，正是这些案例使其运作模式最容易被研究和理解。一旦被认识到，类似的、不那么病态的模式可以在神经症和正常人个体中被识别出来。

目前尚不清楚这些处理破坏性的方法是否真的成功。当然，我们通常观察到的组织形式往往有一种妥协功能，它既是破坏性的表现，又是对破坏性的防御。由于这种妥协，他们总是病理性的，即使他们可能服务于一个适应性的目的，并提供解脱和暂时的保护区域。病理组织使人格呆滞愚笨，妨碍与现实的接触，并一定会使生长发展受到干扰。在正常人中，当焦虑超过可容忍的限度时，它们就会发挥作用，当危机结束时，它们就会再次被放弃。尽管如此，如果分析工作触及可容忍的边界，它们仍然有可能被触发，使病人脱离接触，并导致分析的停滞期。在较严重的病人中，它们开始主导人格，病人或多或少地被它们控制。

比昂（1957）提出了人格中精神病性部分和非精神病性部分之间的区别，这有助于区分严重精神障碍病人中的组织类型，与存在于神经症病人和普通人中的组织类型，这在第6章中进行了讨论，其中描述了精神病性组织。在精神病性和边缘性病人中，组织支配着人格，它被用来修补自我受损的部分，其结果是它对人格中的精神病性部分来讲是必不可少的。非精神病人格不太可能对自己的心智进行破坏性的攻击，因而情况不那么孤注一掷，投射和内射过程之间会发生更为流畅的交替。尽管存在这些差异，不同类型病人的人格病理组织仍然有许多共同点，当病人处于压力下时，这些因素就会突显出来。如果分析工作试图帮助病人在超出其能力范围的情况下处理问题，那么即使在正常情形下病人功能相对良好的区域，也会出现困难，在这种情况下，病人可能就会利用他在正常情形下很少求助的精神退缩。

即使在普通人和神经症病人中，当精神退缩常常表现为一个自然出现的或由环境提供的空间时，它也可以被认为是由强大的防御系统运作而产生的。偶尔，病人自己也会意识到他们是如何创建了这个精神退缩，甚至可能识别出它是作为一种防御而产生。然而，在大多数情况下，从防御角度的描述只代表了分析师的观点，并形成了分析师理论建构的尝试。我发现，当客体关系在移情中显现时，对它们的仔细研究特别有助于揭示一些参与病理组织运作的基本机制。要了解它们的结构细节，就必须了解原始防御机制的运作，特别是投射认同，这是现代克莱因精神分析学派的核心概念。这些都将在本书后面讨论，在这一点上，将足以认识到投射认同导致自恋类型的客体关系，类似于弗洛伊德的描述，或许在他的论文《列奥纳多》（Leonardo*，1910）中描述得最为清楚。在最直截了当的投射认同中，自体的一部分被分裂并被投射到客体上，在那里它被归咎于客体，而它属于自体的事实被否认。由此产生的客体关系，不是与一个真正被视为分离的人的关系，而是与被投射到另一个人身上的自体的关系，而这个人仿佛是另一个人。这就是神话中纳克索斯的情形，他爱上了一个陌生的年轻人，他并没有意识到这个年轻人就是他自己。列奥纳多也是如此，他把他的婴幼儿自体投射到徒弟们身上，用他希望母亲照顾他的方式照顾他们（Freud，1910）。

基于投射认同的自恋型客体关系无疑是病理组织的一个核心方面，但这本身并不足以解释它们所展示的巨大力量和对改变的阻抗。而且，投射认同本身并不是一种病理机制，而是所有共情交流的基础。我们投射到其他人身上，以便更好地理解穿在他们鞋子里的感觉，而不能或不愿意这样做会深刻地影响客体关系。然而，对于正常的心理功能来说，能够以灵活和可逆的方式使用投射认同，从而能够撤回投射，并且能够从一个已经稳固建立的、基于我们自己的身份认同的位置上，观察并与他人互动，这是至关重要的。

在许多病理状态下，这种可逆性受到阻碍，病人无法重新获得因投射认同而失去的部分自体，因此与人格的某些方面失去了联系，这些失去的方面永久地存在于被它们认同的客体中。任何属性，如智力、温暖、男性气质、攻击性等，都可

---

* 列奥纳多（Leonardo）即达·芬奇。——译者注

以通过这种方式投射和否认，当可逆性被阻断时，就会导致自体的耗尽，自体再也无法获得失去的自体部分。同时，客体被扭曲，因为自体被分裂和否认的部分被归属于它。

本书中对病理组织的研究使我假设了结构的更多复杂性。刚才概述的那种防御方式可能是正常分裂的结果，在这种分裂中，客体被视为好的或坏的，个体试图得到好客体的帮助，以保护他免受坏客体的影响。很明显，正如克莱因（1952）本人所强调的那样，这种客体的分裂总是伴随着相应的自体的分裂，自体好的部分在和好客体的关系中，自体坏的部分在和坏客体的关系中，这两种关系配对是分开的。如果成功地维持了分裂，那么好的和坏的是完全分开的，以至于它们之间没有相互作用。但是如果分裂有崩溃的危险，个体可能会试图通过保护好客体和自体好的部分，以对抗坏客体和自体坏的部分，来保持他的平衡。如果这些措施仍不能保持平衡，就可能采取更严厉的手段。

例如，病理性分裂伴随着自体和客体的碎片化，并以一种更加暴力和原始的投射认同方式将其驱逐出去（Bion，1957）。病理组织可能会演化出来以收集这些碎片，结果可能再次给人留下保护性好客体与坏客体是分开的印象。然而，现在看来，看似在好与坏之间相对简单的分裂，实际上是一个复杂过程的结果，这个复杂过程包括人格分裂成若干元素，每个元素被投射到客体中，并以模仿客体容纳功能的方式重新组合。这个组织可能把自己表现为保护个体不受破坏性攻击的好客体，但事实上，它的结构是由好的和坏的元素组成的，这些元素既来自自体，也来自客体，被投射，并形成组块，被用于合成极为复杂的组织。在我看来，受组织支配的依赖性自体也可能是复杂的，不像最初出现时那样是无辜的受害者。不仅需要了解组织的组成部分，还需要同时了解它们的组合和保持方式，因为自体的依赖部分以及分析师，都可能会被捕获并陷入残暴和无情的客体关系中，从而无法撼动系统。

在后面的章节中，我将试图说明在人格病理组织中，投射认同是如何不局限于单一客体，而是在关系中彼此联系的一组客体。这些客体，事实上通常是部分客体，是根据病人早期环境中与他人的经验构建的。病人内在世界的幻想形象有时是基于对坏客体的实际体验，有时是对早期经验的歪曲和失真表征。病人病史中的创伤和剥夺对人格病理组织的形成有着深远的影响，尽管不可能知道内部因素和外部因素各自贡献了多大作用。在此时此地的分析中有些东西变得逐渐清晰，这些客体，无论是从预先存在于环境中的客体中选择的，还是由个体创造的，都被用于特定的防御目的，尤其是绑定了人格中的破坏性元素。

我认为人格病理组织的中心功能是容纳和中和这些原始的破坏性冲动，为了处理这些冲动，病人选择了破坏性客体，他对其投射自体的破坏性部分。正如罗森菲尔德（1971a）、梅尔泽（Meltzer, 1968）和其他人所描述的那样，这些客体经常被集合成一个"团伙"，这个团伙通过残忍和暴力的手段被聚集在一起。这些由个体组成的强力结构化团体，在病人的内在世界中被潜意识表征，并作为人际互动版本的精神退缩在梦中显现。安全的地方是由团体提供的，只要病人不威胁帮派的统治，他们就可以提供保护，使病人免受迫害和内疚。这种运作的结果是创建一个复杂的客体关系网络，每个客体包含自体的分裂部分，团体以特定组织特征复杂地结合在一起。该组织通过提供自己作为保护者来"容纳"焦虑，它是以变态的方式来"容纳"，这与正常容纳的情况非常不同，正常容纳的例子如比昂所描述的，发生在正常母亲和她的婴儿之间（Bion, 1962a, 1963）。

这一表述说明了组织可以人格化的程度。一部分，这是婴儿早期进化的结果，当时儿童经历了自然属性的许多方面，儿童把这些方面都体验为是人为引起的。而另一部分，它源于内心世界是居住了众多客体的世界，在这个世界中客体不仅和主体形成关系，客体和客体之间也形成关系。没有哪个庇护所是安全的，除非它也受到它所属的社会团体的认可和保护。有时，我们可以获得关于更深层潜意识幻想的信息，在这些幻想中，精神退缩表现为客体或部分客体的内部空间。可能有退缩回母亲的子宫、肛门或乳房的潜意识幻想，这些地方有时被体验为令人向往却被禁止的地方。

这种结构的一个主要后果是，个体很难冒险与这些客体对抗，批评并拒绝它们的方法和目标。从而影响了投射认同的可逆性。我稍后会论证，这种可逆性是通过成功地修通哀伤建立起来的。投射认同会丧失自体，重获丧失自体的过程涉及面对什么是属于客体的，什么是属于自体的这一现实，而通过丧失的体验才能最清楚地确立起这一现实。正是在哀伤的过程中，自体的部分才能得以重获，而这一成就可能需要很多修通工作才能完成。因此，只有当外部客体被放弃时，才能实现客体的真正内化。该客体能以独立于自体的方式被内化，在这种状态下，它才能以一种灵活和可逆的方式被认同。象征功能的发展有助于这一过程，并允许个体认同客体的各个不同方面，而不是其具象的整体。

当容纳是由客体组织而不是由某个客体提供时，投射认同很难被逆转。不可能单独放弃任何单一客体，哀伤它，并在这个过程中从它撤回投射，因为它不是孤立运作的，而是与组织的其他成员有着强大的联系。这些联系经常被无情地维持着，其主要目的是保持组织原封不动。事实上，不同的个体常常被体验为彼此不可分割地联系在一起，而容纳被认为是由被视为单一客体的客体群，即组织，所提供的。

从其中一个客体撤回投射意味着必须在特定的客体关系中面对现实，然后必须区分哪些是属于客体的和哪些是属于自体的，这样投射才能被分离出来并返回自体。即使防御系统是单独运作的，撤回投射也可能是困难的，然而当客体关系是一个复杂组织的一部分时，相互关系使这个任务的困难达到极致。然后，病人感觉被困在一个无所不能的组织中，无法逃脱。如果分析师认识到这种无所不能，他或她就不太可能试图正面对抗或打击组织。在我看来，这样的认知，有助于精神分析师和病人在既不屈服于全能，又不猛烈地对抗全能的情况下，与全能共存。如果能认识到这是作为生命的事实之一构成了病人内在世界的现实，那么渐渐地，就有可能更好地理解它，从而减少它对人格的控制。

我已经强调了人格病理组织是如何导致一个卡住的分析中的卡住的病人，他可能隐藏很深而无法触及，以至于分析师很难找到他。在另外的病人中，类似的总体情况与其说是由于缺乏接触、移动和发展，不如说是因为任何发展都发生得太快，有时完全逆转。一旦认识到这一点，即使是在最明显卡住的病人那里，常常也可以辨识出类似的更微妙的移动。因此，一个更详细的描述成为可能，这涉及紧随病人，因为他做出试探性的、有时几乎是不可察觉的、朝向接触分析师的移动，只是当他面对焦虑时，会再一次退缩。当病人开始从组织的保护中走出来，一个作为缓解焦虑和疼痛的收容所随时可得，这使精神退缩成了一个方便的选项，有时接触的体验是如此可怕，以至于撤回立即发生。然而，如果分析师记录并解释了这一接触时刻，病人有时可以领悟他对接触的恐惧，感觉得到分析师的支持，结果可能会逐渐扩展他的容忍能力。

如果病人觉得分析师理解他从精神退缩中走出来时所面临的焦虑的性质，他就更有可能感到被支持，从而进一步摆脱对人格病理组织的依赖。克莱因（1946，1952）所描述的偏执-分裂位的焦虑和抑郁位的焦虑存在重要区别，人格的病理组织起到保护病人免受这两种焦虑的作用（Steiner，1979，1987）。这一观点表明，重要的是，不仅要描述在任何特定时刻起作用的心理机制，而且要讨论它们的功能：即不仅要讨论正在发生什么，而且要讨论为什么会发生——在这种情况下，我们试图理解如果病人从精神退缩中走出来，病人所恐惧的是走出来之后的什么结果。如果这些微小的移动被注意到，那么从精神退缩中走出时所经历的短暂的、暂时可忍受的焦虑的"味道"可以被病人登记下来，并在其变得可观察时被分析师诠释。这可以使防御的功能得到确认和研究。一些病人依靠组织来保护他们免受碎片化和迫害的原始状态，他们恐惧如果他们从精神退缩中走出来，那么极度焦虑的状态会淹没他们。其他病人已经能够发展出更大程度的整合，但仍无法面对抑郁位的痛苦和内疚感，这是由于与内部和外部现实的接触增加而产生的。在任何一种情况下，走出来与分析师接触可能导致迅速撤回至精神退缩中，并试图恢复先前保持的平衡。

梅兰妮·克莱因（1952）描述了偏执-分裂位和抑郁位对应的防御方式组，以及焦虑和其他情绪的模式。每一种都具有典型的心理结构和典型的内在和外在客体关系形式。正是与这些位置相关，病理组织才最容易被理解，实际上，精神退缩也可以被认为是一种位置，具有自己的焦虑组合、防御模式、典型的客体关系和特征结构。我以前把它称为一种"边缘位"，因为它位于两个基本位之间的边界（Steiner，1987，1990a）。

由于常被推断与特定类型的临床障碍有关，这些位置的术语可能令人混淆。克莱因不得不强调，偏执-分裂位并不简单地意味着偏执精神病，抑郁位也不意味着抑郁类疾病。同样地，术语"边缘位"并不局限于边缘病人，尽管在边缘状态下可以很容易观察到精神退缩，但在一个极端，它也是精神病病人的突出特征，在另外一端，它们也是普通人和神经症病人处于压力时可观察到的。克莱因自己偶尔也会提到躁狂位和强迫位（Klein，1946），这些更有组织的防御状态与精神退缩有许多共同的特征。很明显，不仅两个基本位，而且边缘位也出现在所有病人身上，位的概念可以帮助分析师考虑病人在任何特定时刻的所在。

病人可以从两个基本位中的任何一个撤回到处于病理组织保护下的边缘位的精神退缩。这一主题将在本书后面详细阐述，其中使用了三角形平衡图来说明，当病人从精神退缩中走出来时，他可能会发现自己正面临来自两个基本位中的任何一种焦虑。

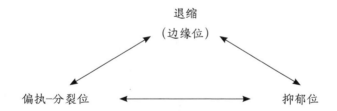

退缩
（边缘位）

偏执-分裂位 ←——————→ 抑郁位

当分析卡住，在这种平衡中几乎看不到任何移动，病人在受到病理组织保护的精神退缩中稳固地确立下来，很少从里面走出来去面对抑郁位的或偏执-分裂位的焦虑。在卡得不那么死的情况下，可以分辨出更多的移动，发生位置间的切换，至少可以暂时面对该过程中的焦虑，这种情况当然可以发生在病得相当严重的病人身上，甚至精神病病人身上。在这里失去平衡可能会引起严重的焦虑，并立即返回精神退缩，但它也可能使分析产生发展。

在人格病理组织的一些例子中，有一个惊人的发现，即使病人有了一些进展，而且对组织的需要似乎不再那么令人信服，但仍然坚持黏附于组织。就好像病人已经习惯了，甚至沉迷于精神退缩中的生活状态，并从中获得一种变态的满足。对于精神退缩中的病人，其可以接触现实的那一部分常常被贿赂和威胁所诱惑，整个组织通过其组成成员之间建立变态的联系而团结在一起。事实上，变态的机制在病理组织中起着核心作用，特别是在将组织黏合在一起并支撑其不可移动的结构方面。

精神退缩的一个特征是，与现实的一种特殊类型的关系，它在阻止向抑郁位移动方面起着重要作用，而抑郁位是发展所必需的。弗洛伊德在他对恋物癖的讨论（Freud, 1927）中，描述了病人是如何采取一种既不完全接受现实也不完全拒认现实的立场，从而使矛盾的观点被同时持有，并以各种方式得到调和。在我看来，变态的态度的一个核心方面反映在与现实的这种关系中。它在性变态（sexual perversions）中很重要，在性变态中，一些基本的"人生事实"，例如两性之间和代际的差异，同时被接受和拒认，但它对现实中难以接受的任何方面都有更普遍的适用性。特别是，我们看到，在面对衰老和死亡现实这一艰巨任务中，这一点非常突出，人们常常采取类似的变态立场。对现实的一种变态的伪接受是精神退缩对病人如此有吸引力的因素之一，病人能够与现实保持足够的接触，使其看起来"正常"，同时又能逃避其最痛苦的方面。

当构成组织的客体关系被检视，就会看到变态的第二个方面。把组织联系在一起的纽带往往是施受虐的，涉及一种残酷的暴政，在这种暴政中，客体和病人自己都被无情地控制和欺负。有时施虐是显而易见的，但往往暴政被理想化并发展出对病人的诱惑性，病人似乎对它成瘾，往往在这个过程中获得受虐满足。

只有经过漫长而痛苦的分析工作，病人才开始觉得他有能力对变态的吸引力说"不"，因为有了其他的帮助来源。然后，他可能会觉得不那么受组织的束缚，只需要在压力特别大的时候求助于组织的保护。随着成瘾性的减弱，他能够更多地解放自己，面对心理现实。一旦这成为部分可能，哀伤和丧失会导致一些自体部分的恢复,对组织的依赖会进一步放松。然而,它始终是人格的一部分,当现实变得难以忍受时,病人可以退缩到那里。如果可以认识到它是什么,也就是说,在这个区域里,变态的关系和变态的思想是被许可的,病人可能会接受偶尔需要采用这些方法,而不是理想化它们。精神退缩的保护可以暂时缓解焦虑,但没有真正的安全感,也没有发展的机会。就像内在世界的其他元素一样,它可以被更现实地观察,病人也能逐步接受它。

这章初步纲要将在以下各章中展开。很明显,精神退缩能以各种不同的方式被概念化。首先,它可以在空间上被视为病人撤回到的安全区域,其次,这个区域可以被视为依赖于人格病理组织的运作。组织本身可以被看作一个高度结构化的防御系统,也可以被看作一个组织紧密的客体关系网络。精神退缩也可以与偏执-分裂位和抑郁位有效地关联起来,被视为第三种位置,病人可以从前两者之一的焦虑中退缩到第三种位置。最后,精神退缩的变态性质,一方面可以从病人与现实的关系角度来看待,另一方面也可以从建立的施受虐类型的客体关系的角度来看待。

那些发现自己被困在精神退缩中的病人给精神分析师带来了艰巨的技术问题。他必须努力应对一个失去联系的病人和一个似乎在很长时间内毫无进展的分析。分析师还必须与自己的两种倾向做斗争,一方面是陷入其中并与组织共谋,另一方面是撤回到自己的防御性精神退缩中。如果分析师能够更好地理解这些过程,他就能够更好地识别病人的情况,并且在病人真的走出来尝试接触时,能够在那里。

✌ 第 2 章 ✌

精神退缩：临床案例[①]

在本章，我将呈现在一个相对卡住的分析中来自病人A夫人的临床材料，以说明精神退缩在循环往复的分析工作中的作用。与这位病人工作的一个主要技术问题是她的沉默，这种沉默通常会持续一节分析的大部分时间，甚至是连续几节分析。尽管如此，她也有更自由的时期，她有时能够带来梦和其他材料，帮助我理解她在卡住的时期的体验。在她的日常生活和分析中，她都能够进行短暂的接触，从而取得一些进展，但经常以突然和激烈的方式中断。

我将说明如何观察到病人撤回到相对没有焦虑但几乎没有发展的避难所。撤回保护了病人免于接触，病史表明它已经以这种方式运作了很多年。就在她开始分析之前不久，形成精神退缩的防御组织已经崩溃，随之而来的是几次惊恐发作和被迫害感，这导致她寻求治疗。一旦进入分析，她就使用治疗以及与分析师的关系来重新创建精神退缩。这缓解了惊恐，但重新建立了僵化的防御组织。

病人的沉默似乎标志着她退缩以远离接触的那些时期。在很长一段时间里，它被理想化并被作为一个有力量的位置，可以让她在那里嘲笑和诋毁分析。她有效地将建立联系的愿望投射到我身上，并冷眼旁观我如何在应对不确定性中挣

---

① 本章基于斯坦纳（1987）之前发表的一些想法和临床材料。

扎。看起来我保持沉默是错误的，但试图接近她大多是无效的。如果我有耐心，我可以时不时地进行试探性的接触，然后有时可以跟随病人并保持联系，直到出现问题，她会突然撤回。

虽然撤回后似乎与分析师断绝了联系，但仔细考虑所发生的事情会发现，撤回实际上建立了一种不同类型的互动，这绝不是降低强度的互动。这种病态的接触方式涉及病人和分析师之间强烈的施受虐互动，并且是她在精神退缩中运作方式的特征。尽管在许多方面使她感到痛苦甚至是被迫害，但它有助于保护病人免受"真正的接触"，这种"真正的接触"将使她触摸到心理现实。

病人的梦和潜意识幻想的报告提供了一些关于她撤回到的精神退缩之性质的信息，并揭示了它的保护功能。有时可以跟随分析小节中的移动，将这些与她在梦中和其他材料中带来的意象联系起来。这让我们了解到她所面临的焦虑的性质是变化的。对于分析中大部分阶段，尤其是在开始阶段，她的焦虑与惊恐、碎片化、人格解体和迫害感有关。然而，后来有迹象表明她也害怕抑郁位的痛苦。这时精神退缩有助于避免接触与抑郁位相关的丧失、内疚和其他焦虑。

有时，她给人的印象是，保留和使用精神退缩是为了除避免焦虑和痛苦之外的其他原因。这种互动往往带有一种变态的味道，而此时残忍尤为突出。还有一种成瘾的性质，就好像精神退缩是用来获得满足的，她拒绝公开任何已经取得的进展，以便坚持声称精神退缩是正当合理的。

病人往往难以理解，评估她焦虑的性质或知道我的工作是好是坏都不容易；尤其是在她接触然后突然撤回的时候，就像她受到了我的惊吓或被我伤害。

病　史

病人是一位有吸引力的女性，刚结婚，20多岁，大学辍学，她发展出除了躺在床上无休止地阅读小说之外什么都不做的退缩状态。在她还是婴儿的时候，她的家人就逃离了一个遭受政治迫害的国家。他们偶尔能够回去探望她的祖母，而这些探望期以及由此必须穿越边境的时候对她来说都是特别焦虑的时期。

她因为让人丧失能力的焦虑症发作而前来寻求治疗。起初这与一些重大决定有关，例如她是否应该留在英国，或者她是否应该让未来的丈夫搬进她的公寓，当时他还没有打算和她结婚。还有当她参与关于存在主题的长时间讨论时，也会发生这种情况，她意识到自己看不到生活的意义，因而感到惊恐。她发现自己在颤抖，会觉得周围的景物逐渐后退而变得疏离，会发现自己无法与别人接触，因为她与别人之间出现了弥散的屏障。当她的丈夫同意和她结婚时，焦虑减轻了，但会间发性地重新出现——例如，有一次她丢失了一个装有他头发的小盒式坠子。此外，她特别害怕罐头食物使她中毒，她确信这些食物已被污染。即使不是在焦虑发作期，她也很关注污染和中毒，并做了一些可怕的梦，例如，放射性造成了一类活死人，以及人们变成了自动装置。她对死寂和干旱的迷恋与她强烈关注其访问过的撒哈拉沙漠有关，她计划在治疗结束后继续去撒哈拉沙漠探险。

分析小节中的行为

这个分析的一个核心特征是她是一个沉默的病人——事实上，在几个月的大部分时间里，她经常保持沉默。她会以长时间的沉默或诸如"什么都没有发生"或"这将是另一节沉默的分析"之类的评论开始。偶尔她会解释一下，比如说："我把事情分为我能说的和我不能说的，而我能说的不值得说。"经常有一种嘲笑、戏弄的特征，通常伴随着一个闷闷不乐的小女孩的声音。"我觉得昨天我完全被误解了，今天我什么都不会说，就这样吧！"或者她可能承认她对自己说过，"除非你已经考虑清楚，否则不要向他展示任何东西，以免他鸡蛋里挑骨头"，或者"除非你确定你能赢得争论，否则不要对他说任何话"。沉默可能会变成一场游戏，她有不同的玩法，或者她在让自己开始一节分析和让我起头之间交替，或者她赌我开始说话之前她要等多久。在沉默中，她常常把自己想象成在荒岛上晒日光浴，她承认自己很喜欢这些游戏，并且随之出现了一些幻想。最突出的情绪是一种微笑的冷漠、一种无动于衷和毫不在意的嬉戏，在这种情绪中，分析的困境和她生活的真正现实都是我的问题。这有时让我觉得自己被剥削，好像我和她串通好了，都认为我应该比她更关心她的分析。有时，我会被激怒，以批评的方式来诠释她的漠不关心，好像我试图说服她变得更加在意，就因为我不愿意承担责任。

同时，她的分析极其认真，她很少迟到，几乎从不缺席任何一次分析。有一次，当我让沉默持续了比平常更长的时间后，她开始默默地哭泣，我问她在想什么，她告诉我一个悲惨的故事，一个女孩服药过量，但因为很久没有人来管她，这个女孩就这样被丢在那里，任由她死去。

当她躺在躺椅上时，病人会不安地不停移动她的手。她会恼人地突然开始咬指甲，或从绷带或衣服上拉出线，或玩弄袖子或纽扣。有一段时间，她忍不住要去拉起躺椅旁边的墙纸，因为躺椅边上有一小块翘边的墙纸，她很想把它撕下来。她经常玩弄自己的长发，像挤奶一样把一束头发拉下来，挑出个别头发，用它们做图案，把它们扭起来，然后再把它们挤出来。我想起了弗洛伊德在多拉案例中所说的，"凡人不能保守秘密。如果他的嘴唇是沉默的，那么他用他的指尖喋喋不休"（1905a），但在很大程度上，我无法理解她沉默背后的因素或手部运动的意义。

她会说她有大量不能串在一起的想法，这表明了她想法的碎裂。然而，也很明显，一些主动的、嘲弄的、愉快的事情正在发生。整体的氛围是一种长期的死寂和乏味，看不到任何发展。

根据病史和对病人一般行为的描述，可以提出这样的假设，即她退缩到避难所，保护她免于接触，这表征为她在荒岛上晒日光浴的意象，而把分析的责任交给我。与这种状态有关的乏味和死寂的感觉很好地表现在她对沙子的专注和对沙漠的热爱上，对她来说，重要的是她应该学会应付生命几乎无法生存的环境。

有时避难所似乎崩溃了，焦虑以惊恐发作的形式出现。这正是分析开始前的情况，在她开始治疗后，最初的快速改善是由于重新建立了一个避难所，现在她将分析师和分析作为防御组织的一部分。在大多数情况下，惊恐似乎包括对失整合的恐惧或对被下毒的偏执恐惧。之后，正如我们将看到的，避难所也被用来防止抑郁情绪。

一节分析中的材料

在分析开始了大约两年后的某个时候，她以在包里找支票开始了一节分析，她最终把支票给了我，我注意到她填错了，忘记写数字。

> 先是一个短时的沉默，然后她告诉我一个梦，梦中她邀请一对年轻夫妇来吃饭，然后她意识到有一些东西用完了，可能是酒或食物。她的丈夫和朋友们出门以获得食物给养，而她在家里等着。当他们回来时，他们用担架把女孩抬了回来，并解释说她从腰部被切开了，没有了下半身。女孩没有为此烦恼，只是笑了笑，后来拄着拐杖走了。病人让丈夫带自己去事发地看看。他这样做了，并解释一辆车是如何从后面撞到那个女孩，并把她切成两半的。

有个梦而不是继续沉默真是一种解脱，我诠释说，梦本身也许代表了分析的食物给养，好像她意识到我们已经没有材料来工作了。梦中的那个女孩在出去获得食物给养的时候遭到了暴力袭击，我指出她可能会害怕，如果她给分析带来材料，类似的事情也会发生在她身上。也许，我补充说，她现在不那么害怕被攻击了，她可以表达一种愿望，希望理解这些恐惧，在梦中表现为要去找出事故是如何发生的。

她聚精会神，点点头，好像明白我的意思，这使我稍后继续向前走一小步，试图把这个梦与她在分析小节开始时的体验联系起来，当时她正在寻找她的支票。我指出，在给我付钱这件事上她可能有一分为二的不同感觉，她带来了支票，但在手提包里又找不到了，而且填得不完整。

当时气氛急转直下，病人变得轻率起来，说如果真是这样，她可以马上纠正，因为她随身带着一支笔，她不想让我有任何可以用来对她不利的证据。感觉和她的联系好像突然中断了。她现在似乎觉得我把她逮住了，大惊小怪，用她在支票上的错误给她施加压力，让她承认自己的矛盾情绪，并谈出自己的感受。一个她没有注意到的错误使她感到危险的失控，她不得不攻击合作的气氛，并尽快改正错误。不过，这节分析前半部分的气氛给人一种有接触的感觉，我认为这确实代表着脱离了精神退缩的保护。然而，当我将梦与分析中实际发生的联系起来时，我走得太远或太快，这激发了一次猛烈的攻击。

中断接触的暴力是惊人的，就像在梦中对女孩的暴力一样。为了得到食物给养，她走出来以形成接触，表示她承认觉得缺少些什么，想要给自己和客人一些东西。但是出了问题，她又回到了那种精神状态，就像那个女孩在梦里一样，她被一分为二。在我的诠释中，我把她在分析中与自己的感情切断联系的方式，与梦中微笑着、不介意被一分为二的女孩的冷漠、微笑、轻率的漠不关心联系起来。

这里还有个暗示是，比起她的需要，我更关心的是我的支票，所以她很快拿出笔，好像她必须满足我的贪婪。这让我怀疑自己的动机，让我觉得自己让她失望了，我从一个理解她对被攻击的焦虑的分析师，变成了一个在支票上指出她错误而被感受为攻击她的分析师。也有可能是她潜意识地安排了一些事情，这样我既通过回应她的梦与她产生了联系，同时又通过批评她的错误支票"破坏"了这种联系。结果正如梦中所描述的，也就是说，攻击是针对与我的关系，及针对她渴望与分析工作合作的任何部分，这些合作通过为分析带来材料，确认她的矛盾情感并尝试理解它来实施。起初，有证据表明她对梦的分析和对理解她心智状态的渴望很感兴趣，我认为这在梦中表现为她希望理解她朋友的事故是在哪里发生的，是如何发生的。随后，这一点从视野中消失了，理解的欲望到了分析师那里，而她努力阻止我理解。

分析的进展

承认进步特别困难，通常会导致猛烈的攻击，以至于她很少承认我们的工作关系或她的生活状况有任何改善。在接下来的几个月里，时光流转，过程中我只是听到她说申请了一所艺术学校，她正在准备作品集，并且正在学习驾驶课程。然而，她确实提到了她的丈夫正在安装集中供暖，虽然她不愿意离开她的艺术工作，但她还是勉强同意帮助他。她对这项工作非常投入和感兴趣，并承认当她亲自帮助时，她发现它很令人满意。"我已经成为暖气片和锅炉方面的专家。"她说。这似乎与她的分析中开始形成的温暖气氛相对应，尽管勉强、闷闷不乐和敏感的情绪并没有完全消除。

然后她连续三节分析都没有出现，因为这太不寻常了，我打电话询问她发生了什么事。她解释说，在安装集中供暖时，她弄掉了暖气片，砸在了脚趾上，她试图在她的分析时间给我打电话，但我没有接听——事实上，因为我的电话铃无意中被关掉了。

另一节分析中的材料

在回来时，她可以承认，没联系到我不仅使她的脚趾受伤了，也使她的感情受到了伤害，她再次带着她的小说回到床上。

　　然后她描述了一个梦，一个女孩死于一种神秘的疾病，她被女孩的父母召唤来与他们交谈。她不知道该说什么，他们告诉她这没关系，就好像他们看到她心烦意乱，小心翼翼不让她哭。她补充说："当好事发生时，你可以说，'多好'；但……当坏事发生时……"在梦中，她被召唤到的房间里有书架和煤炉，她可以将这些联系到她还是婴儿时被留下托管的儿童之家的书架。

她理想化了她对这个家的记忆——尤其是那里的漂亮娃娃——但实际上她说，当时父母带着弟弟一起去度假，而她被留在那里，他们回来后，她拒绝认她的母亲，结果病得很重，在接下来的两周她不能离开家。

随后出现的另一个联想是在边境的等候室，当时一家人在拜访她的祖母后被拦下。这一次，边防队将她的母亲带下火车，对她的护照进行非例行检查，家人在一个有书架和煤炉的房间里等她。

我能够诠释梦中的元素反映了她的感觉，当我不接电话时，发生了一场就像因神秘疾病而死亡的悲惨事件，而当我给她打电话时，感觉就像我召唤她回到分析，要求她解释她的反应。我认为被表征为安装集中供暖的分析工作让她更多地接触到自己的感受，对梦的联想证实了当她害怕失去母亲时那些被激活的可怕记忆。

讨　　论

如果我们回顾第一个分析材料的片段，可以看到在那次是如何允许一定程度的接触的：她跟随我对梦的分析，我把出去获取食物给养与获取用于分析的材料相关联。她甚至可以认识到，这个梦表明她多么害怕猛烈的攻击，而且她想知道它是如何发生以及在什么地方发生。然后，接触突然而猛烈地中断了，因为我将整个情况与她在写支票时遗漏了数字的事实联系起来。这种接触被来自她避难所保护下的轻率的优越感所取代，我很快就被孤立和拒绝了。这意味着我做了一些可怕的事情，她必须保护自己免受我造成的创伤。那是一种迫害性的气氛，当她退缩时，可以瞥见惊恐的感觉，这种感觉让接触变得太可怕而无法维持。虽然一开始她能意识到她有偏执的恐惧，并和我这个可以帮助她解决这些问题的人接触，但我们无法阻止它们在分析中活现，当这种情况发生时，她觉得有必要返回避难所。

第二个分析小节中，在我没能接听她的电话后，她退缩回避难所，这次的气氛大不相同。尽管分析中的进展很少被承认，但它确实发生了。在分析中更多的温暖气氛通过与丈夫合作的集中供暖安装工作体现出来。然后，当我没有接她电话时，她很沮丧。她几乎没有能力承受丧失，正当关系逐渐升温时，她能够形成更多的接触，她发现自己遭到了背叛。她会被引诱回到她的避难所，在那里她可以用轻率的和漠不关心的方式接近我，这是可以理解的。她回到床上，继续无休止地阅读小说，这是分析开始前她的行为特征。与此同时，她不再那么惊恐，与接触相关的痛苦似乎更多地同丧失以及对丧失的焦虑有关。她的梦与被丢下的回忆有关，也与之后她在边境的遭遇有关，那时她一定恐惧失去母亲。这个阶段的避难所由边境上的房间所代表，里面有煤炉和书架，在梦中与失去女儿的家庭有关。然而，它仍然是一个被理想化并用来避免接触的地方。当她的感情受到伤害时，她可以退缩到一种精神状态，这使她远离分析。如果我没有给她打电话，很难知道她会在床上待多久。接到电话后，她似乎真的松了口气，并做出了回应，而且能够继续分析工作，尽管她仍然非常敏感且容易受伤。

　　避难所以空间的方式出现在病人的材料中，作为她可以退缩并获得安全的地方。稍后我将展示它如何被表征为复杂的客体关系，我称之为人格病理组织。同样，它可以被认为是由相互交织构成防御系统的原始防御机制的运作产生的。这些描述精神退缩的不同方式反映了同一临床现象的不同方面。

　　避难所为病人提供了一个理想的避风港，使她远离周围可怕的情况，但似乎也提供了其他满足的来源。这种变态的味道与病人显然的不关心自己有关，她从精神退缩的自给自足中获得了明显的快乐和力量。相比之下，分析师感到非常不舒服，被要求承担责任，但从他与病人的经历中可以知道，无论他做什么，都不能令人满意。如果我没有给病人打电话，我的想象是，她不可能向我走过来，我们可能会缺席很长时间，甚至在分析中发生崩溃。另一方面，我也觉得给她打电话是一个严重的技术错误，我做了一些不正当的事情，然后有不安的感觉，好像我被引诱了，或是在引诱她，让她觉得她回来分析是为了我的利益，是在我的召唤下。一个很有趣的观察是，有时正是分析师的过错被利用来证明返回精神退缩的正当性。在这里，病人可以争辩说，我没有接她的电话意味着我让她失望了，这证明回到她的床上和她的小说里是合理的，而她的床和小说再次被理想化为安全和温暖。这让分析师觉得，自己的任何失误都可能成为变态胜利的刺激因素。

变态元素的重要性将在第8章和第9章中详细讨论，但在本章和其他章节的大部分临床材料中都可以看到。这是病人沉默的一个因素，在她的心智中，这与退缩到一种理想化的状态有关，她称之为她的荒岛，在那里她可以无忧无虑地晒日光浴。我想她对她创造这些心智状态的方式有一些洞察，她在那里找到的安全是虚幻的，而她创造的死寂和空洞乏味是真实的，让她什么都不能做。因此，她有了真正的在分析中取得进展的欲望，并在自己身上找到了创造性能力，用来指引专业发展和满足长期隐藏的想要孩子的愿望。

然而，这些发展取决于她承受破坏性攻击的能力，每当她接近抑郁位的时候，接触到她对客体的需要和她对客体的修复冲动时，这种破坏性攻击就经常发生。在与现实的接触变得困难时，她感受到自己受到威胁并被引诱回到退缩状态，当她对自己的这种模式获得领悟时，事实上，她的一些进步逐渐显现出来，她的沉默越来越少，也不再容易切断联系。她开始并最终完成了她的艺术学位，也通过了驾驶考试。她还与丈夫和父母有了更好的接触，她能够邀请父母，甚至感谢他们，最终她甚至怀孕了。她非常想生孩子，但怀孕激活了她许多的原始焦虑，她又回到退缩的倾向。她很快就停止了分析，部分是出于现实原因，但大约三年后又回来见我。当时她报告说，她有两个孩子，虽然与他们相处有许多困难，但她应对得相当好。她又怀孕了，想讨论是否流产的问题。我想她把我看作一个在她需要联系的时候一直在那里让她可以找到的人，我代表了一个在困难时期支持她的人物。在这次咨询中，我很少说什么，但我饶有兴致地听她的进展，她后来写信给我说，她决定不终止妊娠。

我认为这个案例可以展现病理组织如何保护病人免于偏执-分裂位和抑郁位焦虑。它提供了一种舒适的状态，即撤回到既不是完全活着，也不是完全死去，但接近死亡的某种东西，在那里相对地免于痛苦和焦虑。即使病人知道她被切断并失去了与她感情的联系，却仍然理想化这种状态。我认为这种方式所提供的满足，其变态的来源是显而易见的，这使她沉迷于避难所带来的解脱。惊恐发作代表了防御组织的崩溃，随之而来的是重回偏执-分裂位迫害性的碎片化。在另一些时候，我们可以观察到一种态度的变化，这种变化代表着向抑郁位的移动，这些可以被认为是构成有意义的分析性变化。她能够至少暂时地放弃对避难所的依赖，与我——她的精神分析师建立一种关系。然而很明显，这种关系是多么不稳定，多么容易再次被切断。

❦ 第 3 章 ❦

偏执–分裂位和抑郁位[1]

当人格病理组织崩溃并停止有效运作时，病人就会陷入焦虑和恐慌的状态。病人自己可能把这种状态称为"精神崩溃"，这往往是促使他寻求治疗的原因。通常焦虑是淹没性的，在绝望中，他可能寻求分析，以重新建立他崩溃前的平衡，并从中创建一个类似于以前保护他的退缩的地方。有些病人需要进行大量的分析工作，才能再次冒着风险从退缩中走出来，与精神分析师和心理现实接触。而另一些病人更早地到达这个点，还有一些人甚至主动寻求治疗，因为他们觉得被困在了退缩中，希望摆脱它。在人生历程中或通过分析工作，他们感到更强大，他们可能会尝到现实所能提供的满足感。当他们放弃退缩的保护时，就会受到焦虑的影响，如果他们觉得这些是无法忍受的，可能会再次退回到精神退缩中。

在这一章中，我将从病人面对焦虑的角度来分析他从精神退缩中走出来时所遇到的不同类型的情况。这些可以用多种方式进行分类，但也许最有帮助的是基于梅兰妮·克莱因对焦虑和防御两种基本类型的区分，即偏执–分裂位（paranoid-schizoid position，P/S）和抑郁位（depressive position，D）。首先，我将

---

[1] 这一章的部分内容已经发表过，见斯坦纳（1990c, 1992）。

简要描述她的想法，然后揭示最近的工作，这让我们能够完善这些概念和细分每一个心位。克莱因的理论指出，心位内的精神状态具有连续性，以及每一个心位与它相邻的心位处于动态平衡的状态。用这种方式可以描述一些特殊情况，特别是导致撤退到精神退缩的情况。

两个基本心位

也许两个基本心位之间最显著的区别是，随着病人从偏执–分裂位向抑郁位过渡，整合的维度不断增加，这将导致病人在自我和客体关系中产生一种整体感。与此相伴而来的一种转变是，从关注自我的生存，到认识对客体的依赖，进而关注客体的状态。然而，每一种心位几乎可以在心理生活的任何维度进行比较，特别是在特定的焦虑、防御、心理结构和客体关系类型方面。此外，各种其他特征，如思维、感觉或幻想都可以体现这些心位的特性，每一个特征都可以被认为是表示"一种心态、一系列关于具有特定焦虑和防御特征的客体的关联幻想集群和与客体的关系"（Joseph，1983）。

偏执–分裂位

处于偏执–分裂位时（Klein，1946；Segal，1964），原始的焦虑威胁着不成熟的自我，调动了原始防御。克莱因认为，基于死本能，个体受到来自内部的破坏性来源的威胁，这些破坏性来源被投射到客体中，从而形成敌对的客体关系的原型。婴儿对坏客体的憎恨，以及害怕对坏客体的敌意，会导致迫害的状态。与此平行的一种方式是，个体投射出原初的爱，创造出爱的客体关系的原型。

在偏执–分裂位，会通过将客体分裂为非常好或极度坏，从而尽可能地分开这两种客体关系。迫害和理想化的状态往往是交替的，如果一个存在，已经被分裂和投射出去的另一个也不会太远。连同客体的分裂，自我也同样被分裂，坏的自体尽可能地与好的自体分开。

在偏执-分裂位，主要的防御是分裂、投射认同和理想化。在与好客体和坏客体的关系中，自我的结构分裂成好自我和坏自我，而客体关系也被同样地分裂。随着时间的推移，自我很难被整合，因此当一个好客体丧失时，它就没有了好客体的记忆。事实上，好客体的失去被体验为坏客体的存在，以及理想化的状态被迫害的状态所取代。同样地，在空间维度中，自体和客体被看作是由身体的某些部分组成的，如乳房、面部或手，这些部分还没有整合成一个完整的人。

偏执-分裂的防御对思维和象征的形成也有很大的影响。投射认同导致了自体和客体之间的混淆，这导致了象征和被象征的事物之间的混淆（Segal，1957）。当象征化能力受到干扰时，产生的具象思维会导致焦虑和僵化的增加。

抑　郁　位

抑郁位（Klein，1935，1940；Segal，1964）代表了一个重要的进展，在这一进展中，个体开始意识到完整的客体的存在，矛盾的冲动开始指向原初客体。婴儿开始认识到，使他沮丧的乳房和使他满意的乳房是同一个，随着时间的推移，这种整合的结果是矛盾的，即对同一客体感到既爱又恨。这些变化源于整合经验能力的提高，并导致从最初关注自体的生存转向对个人所依赖的客体的关注。这导致了丧失感和内疚感，从而导致了一系列体验的发生，我们称之为哀伤。其结果包括象征功能的发展和修复能力的出现，当思维不再需要保持具象时，修复能力就可能产生。

平衡：P/S ↔ D

尽管偏执-分裂位早于抑郁位，并且在发展上更为原始，但是克莱因更倾向于使用"位"一词，而不是弗洛伊德的发展阶段概念，因为它强调了两者之间的动态关系（Klein，1935；Joseph，1983；Segal，1983）。两个心位之间的移动会持续发生，使得任何一个心位都不会完全或持久地处于支配地位。事实上，我们在临床上试图跟踪这些波动，我们观察到整合的过程会导致抑郁位功能的产生，或者是失整合和碎裂时会产生偏执-分裂位的状态。随着分析的发展，这种波动可能会持续数月或数年，但也可以在一次访谈的细微中看到，因为每时每刻都在变化。如果病人取得了有意义的进展，则会观察到逐渐向抑郁位功能的转变，而如果病情恶化，则会看到向偏执-分裂位功能的逆转，就像在负性治疗反应中发生的一样。这些观察使得比昂（1963）提出，这两个心位彼此处于一种平衡状态，更像是一种化学平衡状态，他引入了化学式的符号P/S ↔ D。这种表达方式强调动态的特性，并将注意力集中在导致一个心位向另一个心位转变的因素上。

退缩在这个基本的平衡图上增加了第三个心位，使我们能够跟踪两个心位之间以及每个心位和退缩之间的变化。很明显虽然退缩与两种基本心位截然不同，但退缩的作用确实与它们有关，就好像它本身就是一种心位一样。就像偏执-分裂位和抑郁位一样，它可以被认为是一组焦虑、防御和客体关系，但其结构是僵化的，这是由人格病理组织所赋予的。克莱因本人（1935，1940）曾一度考虑过其他心位，并描述了一种狂躁位和一种强迫位，其功能为防御组织。退缩和心位之间的相似性有助于分析师理解病人的精神状态是如何变化的，有时精神状态会沿着比昂在平衡P/S ↔ D中设想的三角形的底部移动。有时，当两个基本心位中任何一个心位的焦虑变得过度时，会转向退缩。

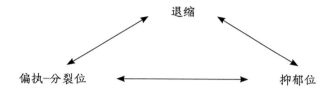

当分析卡住时，在这种平衡中几乎看不到任何变化，病人在受到病理组织保护的退缩中变得很稳定，很少从里面走出来去面对抑郁位或偏执-分裂位的焦虑。当分析不太卡时，当然这种情况可能发生在病得相当严重的人身上，甚至是精神病病人身上，我们仍然可辨识出更多的活动，转变会发生，在这些转变中至少他们暂时面对了焦虑。

两种心位的对比，具有令人印象深刻的清晰度和简单性，并被证明是非常有用的。然而，在实践中，我们发现防御以更复杂的方式部署，而对心理机制的更深入理解使得我们可以区分处于偏执-分裂位和抑郁位不同水平的组织。

偏执-分裂位下的分化

从示意图中可以将偏执-分裂位划分为比昂（1957）描述的涉及病理性碎片化（pathological fragmentation）的阶段，以及克莱因（Segal，1964）最初描述的以正常分裂为主的阶段。偏执-分裂位的这两个分支也存在一种平衡，如下所示：

病理性碎片化 ←——→ 正常分裂

正 常 分 裂

梅莱妮·克莱因强调了正常分裂对健康发展的重要性（Klein，1946；Segal，1964）。不成熟的婴儿不得不组织其混乱的体验，通过分裂为好和坏形成自我的原始结构。这反映了一种整合方式，通过把指向坏客体的破坏性冲动分离出来，以此来发展与好客体的良好关系。在临床上和婴儿观察中都可以看到这种分裂，即理想化状态和迫害性状态交替出现。如果成功，自我会增强容忍矛盾的能力，分裂会减少，从而引导到抑郁位。尽管整合过程被理想化了，这也是对现实的扭曲，但在这个阶段，整合与好客体产生了连接，这可以被看作抑郁位的前兆。

病理性碎片化

虽然正常的分裂可以有效地处理个人面临的大多数精神威胁，但正常的分裂往往无法控制所有的焦虑，即使是在相对健康的个体中，也会唤起更极端和更具破坏性影响的防御。如果迫害性焦虑变得过度，个体感到生存受到威胁，他就会出现上述这种情况。矛盾的是，这种威胁可能会导致进一步的防御性碎片化，这涉及碎片的微小分裂和暴力投射。比昂（1957）描述了这样如何导致怪异（bizarre）客体的产生，通过一种疯狂的体验增强了怪异客体对病人的迫害。

结果是，临床中，我们可以在伴有人格解体和现实感丧失的恐慌的极端状态下，观察到强烈的恐惧、混乱和困惑的感受。在这种状态下的病人描述了自己变成微小碎片或被奇怪的体验袭击的感觉，有时是幻觉的形式。如果能够维持正常的分裂状态，以便好的体验得以存活，那么个体也可以忍受这种极度焦虑的阶段。然而，如果分裂失败，整个人格可能会受到焦虑的侵袭，从而导致无法忍受的状态，并带来灾难性的后果。如果妒忌（envy）很突出，那么这种失败的分裂会受到特别的威胁，因为破坏性的攻击会针对好客体，而且不可能将所有的破坏性分裂出去。随后可能出现一种混乱的状态，这种状态往往具有特别难以忍受的特质（Klein，1957；Rosenfeld，1950）。

病理组织尤其可能被用来处理在病理性碎片化阶段出现的焦虑。在伴随着灾难性焦虑的微小分裂和碎片化的情况下，自体感到被分裂和瓦解，这是难以忍受的，以至于需要防御组织从混乱中创造某种秩序。在这些绝望的状态下，即使是具有精神病特征的全能组织也可能会帮助缓解这种焦虑。那些在综合精神科工作的人会知道一类显著的案例，即一些病人在精神病发作之前就提前入院了。

我们有可能观察到处于"妄想情绪"的病人，在这种状态下，极度焦虑伴随着人格解体和不明确的恐惧感，当弥散的恐惧让位给固定的系统化妄想时，实际上他们可能会显得如释重负。事实上，有些病人明显地冷静下来、振作起来，因为焦虑和迫害被限制在精神病组织控制下的妄想系统区域。

病人A

首先，我将呈现一些临床资料，来自一名偏执-分裂水平病人的咨询面谈，该病人的主要恐惧是碎片化和迫害感。

从面谈一开始，病人就充满了愤怒。他的妻子遭受了几次精神崩溃，需要住院治疗，一位社工把他们看成一对。随后，她安排他的妻子接受个体治疗，病人大发雷霆，安排自己转诊到塔维斯托克诊所。当我指出他很少谈论自己时，他很愤慨地说，他认为期待一个有沟通障碍的病人进行沟通是不合理的。当我几次试图联结他，但一无所获之后，我让他说一个梦。

> 他描述了一个梦，在这个梦里，他遇到了一个朋友，他搭乘朋友的摩托车回家。他们骑着摩托车逛遍了伦敦，最后停在了离他家很远的河边。在梦里他生气了，说自己回家会更快。

我诠释说，这是他在咨询中的感受，我带他到处跑，而不是他想去的地方。我暗示他感到厌倦，我想知道他到底为什么要来。对此他说，"非常聪明"。

当我问起他早期的记忆时，他含混不清地描述了几个，但当我追问细节时，他回忆起小时候有一次有人给他一杯水喝。他把杯子完全咬破了，最后嘴里叼着玻璃碎片。在此之前，他认为自己已经习惯了柔软的塑料杯。我将这与他在治疗中的愤怒和他对周围事物崩溃的恐惧联系起来。我诠释，他担心我不能像塑料杯那样灵活，而会像他妻子那样崩溃。然后他承认了自己的暴力行为，并承认自己打过妻子，还砸坏了家里的家具。与他一起工作仍然是不可能的，因为灵活似乎就意味着变得完全柔软，并允许他决定如何进行面谈和治疗。

仅通过咨询面谈的短暂接触，不可能详细描述该病人的防御组织，但通过他在面谈中表现出的傲慢和苛刻方式可以知道，他的防御组织是通过欺凌和威胁来控制客体的。当病人的妻子崩溃时，妻子不再能服从和适应病人的要求，组织也受到崩溃的威胁，而正是这一点把病人带来咨询。我想，没有组织，他是无法应付的，因为他觉得需要傲慢和苛刻的天性来避免内心的混乱和困惑。他不知道如何处理妻子的病，也许是因为这使他清晰地想起了自己的病，哪怕只是放弃一点点他愤怒的全能感，都会使他暴露在混乱和困惑的威胁中。

病人B

一个25岁的艺术家变得莫名其妙地害怕管道会漏水、中央供暖系统会坏、电话会被切断，等等。他非常渴望开始分析，很快变得非常兴奋，他确信他是我的明星病人，并怀疑我是否在写一本关于他的书。然而，他很快就感到自己被困住了，坚持通过在分析中制造中断来保持距离，这就营造了一种氛围，让我为他担心并防止他离开。他的意大利之旅正好说明了他那种幽闭-广场恐惧的焦虑（claustro-agoraphobic anxieties）程度。因为他的原籍国是英国，所以他需要签证，虽然他知道这一点，但他忘了去办。当罗马的移民官员告诉他，他必须返回伦敦时，他又哭又闹，最终移民官员让步并让他进入了。然而，一到这个国家，他就开始害怕自己不能出去，因为官员们会看到他的护照上没有盖章。因此，他设法哄骗他的朋友们把他带到法国边境，他待在他们的汽车后备厢里越过边境，获得必要的签证，然后以正常的方式重新入境继续度假。

很明显，他经常让我来承担关注和担忧，当他去苏联度假表现出类似的行为时，这种情况更明显。这一次他发现他的签证与出发日期不符，于是他拿了支笔修改了签证。他确实安全回来了，不久就做了以下的梦。

> 他和一位同性恋朋友在莫斯科的一家酒店里，他想和那位朋友一
> 起手淫。然而，两位女导游拒绝离开房间，她们真心地为自己的工作
> 和酒店感到骄傲，甚至在房间里安排了美味的餐食。病人抱怨这件事，

因为他觉得自己被困住了，甚至不被允许去餐厅，并开始怀疑导游与
克格勃*有联系。

　　基本上，由于事情失去控制而引起的恐慌不断折磨着这个病人。他的防御组
织试图用全能的方法来处理这种混乱的焦虑，在这种方法中，他会强迫自己进入
他的客体，然后感到幽闭恐惧，不得不在巨大的焦虑中逃离。他关于苏联的梦似
乎确实包含了一个好客体的表征，那就是两位女导游，她们也许代表了分析，她
们提供了美味的餐食，但他对她们的基本反应是迫害感，他抱怨自己被监禁了，
不被允许去餐馆。导游们所做的是通过她们的存在来干扰他的同性恋行为，我认
为这就是分析开始做的事情。虽然他似乎很感谢分析所提供的东西，但他不能冒
险失去人格病理组织的保护。进展和特别有意义的接触导致了暴力的负性治疗
反应，与此相伴随的是，他退回到滥交的同性恋中。

　　在这两个病人中，当组织的崩溃并不能提供一个适当的退缩时，他们就会受
到焦虑的威胁。组织的崩溃也会促使他们寻求治疗，希望通过治疗来重新建立以
前的平衡。尽管退缩干扰了发展，给他们带来了巨大的问题，但它似乎确实保护
了他们不受偏执–分裂碎片化的影响，任何从退缩中走出来与分析师接触的行为
都受到了阻抗。

抑郁位的分化

　　分裂并不局限于偏执–分裂位（Klein，1935），当好客体作为一个完整的客
体被内化，以及对好客体的矛盾冲动导致抑郁状态时（客体被认为是受损的、
濒临死亡的或已经死亡的，并"在自我上投下阴影"），分裂的方式会再次出现
（Freud，1917）。试图占有和保存好客体是抑郁位的一部分，这会导致重新分裂，

　　＊ 苏联国家安全委员会。——译者注

这一次是为了防止失去好客体，并保护它免受攻击。

抑郁位这个阶段的目的是，否认失去客体的现实。这种心理状态类似于丧亲者在哀伤初期所处的状态。在哀伤中，这似乎是一个正常的阶段，在随后发生的承认丧失之前，需要经历这个阶段。

在这种否认中有一种重要机制是投射认同，它通过认同客体达到对客体的占有。弗洛伊德（1941）认为，"拥有一个客体"概念比更原始的"就是这个客体"概念出现得更晚。他写道，"例如：乳房"。"乳房是我的一部分，我就是乳房"，之后才说"我拥有它"，也就是说"我不是它"。此外，在这篇简短的笔记中，他补充道，在丧失之后，"我有"会回到"我是"。

在抑郁位上，当必须面对放弃控制客体的任务时，就会出现一个关键点。如果要修通抑郁位，并允许客体具有独立性，就要扭转早期以占有客体、否定现实为目的的倾向。在潜意识幻想中，这意味着个体必须面对自己没有能力保护客体的情况。他的心理现实包括认识到他的施虐所造成的内部灾难，以及意识到其爱和修复的愿望不足以保存他的客体，必须允许这个客体死去以及体验随之而来的荒凉、绝望和内疚。克莱因（1935）说：

> 在这里，我们看到了上文描述过的一种情况，作为"失去所爱客体"的基础；也就是说，当自我完全认同内化的好客体，同时意识到自己没有能力保存和保护他们不受内化的迫害性客体和本我的侵害，这种焦虑在心理上是合理的。

这些过程包含了强烈的冲突，我们将其与哀伤工作联系起来，它会导致焦虑和精神痛苦。

因此，我们也可以看到，抑郁位包含不同的层级，特别在关于丧失是恐惧与否认还是承认与哀伤的问题上。我用这个区别把抑郁位分为害怕客体丧失的阶段和体验客体丧失的阶段，如下所示：

害怕客体丧失　←——→　体验客体丧失

哀　伤

弗洛伊德（1917）精彩细致地描述了哀伤的过程，并强调在哀伤的工作中，不得不痛苦地面对丧失的现实。在这个过程中，回顾每一个与失去亲人有关的记忆，并对其进行现实检验，直到逐渐领会到丧失的所有影响。

"现实检验已经表明所爱的客体不再存在，并要求所有的力比多持续从对丧失客体的依恋中撤退"（Freud, 1917:245）。后来，

> 每一个证明力比多对所失去客体之依恋的单独记忆和期待情境，
> 都遇到了客体不再存在的残酷现实；可以说，当自我面临着是否应该
> 分享这个命运的问题时，它被从活着中获得的自恋满足感所说服，切
> 断了它对被摧毁的客体的依恋。

> (Freud, 1917:255)

如果成功，这个过程会促使哀悼者承认丧失，随之丰富了哀悼者。当我们更详细地描述哀伤顺序时，可以看到它包括两个阶段，这与上面概述的抑郁位的两个分支相对应。

首先，在哀伤的早期阶段，病人试图通过占有和保存客体来否认丧失，我们已经看到，这样做的方法之一就是认同客体。哀悼者放弃了所有的兴趣，除了那些与失去的客体有关的兴趣，这种完全的贯注是为了否认分离，并确保主体和客体的命运是紧密相连的。由于对客体的认同，哀悼者认为，如果客体死了，那么他就必须与客体一同死去，反之，如果哀悼者要存活，那么客体丧失的现实就必须被否认。

这种情况常常表现为一种悖论，因为哀悼者不得不以某种方式让他的客体离开，即使他确信自己将无法在丧失中幸存下来。哀伤的工作包括面对这一矛盾和与之相关的绝望。如果成功地解决了这个问题，它会导致自体和客体之间的分

离，因为正是通过哀伤，投射认同被逆转，之前归于客体的自体的部分又回到了自我中（Steiner，1990a）。通过这种方式，可以更现实地看待客体，不再被自体的投射所扭曲，自我通过重新获得之前被否认的自体部分而得到充实。

克莱因（1940）在她称之为 A 夫人的病人身上生动地描述了这一过程，她失去了儿子，她在儿子死后开始整理信件，留下儿子的，扔掉其他的。克莱因暗示，她在潜意识地试图恢复他的生命、保证他的安全，扔掉她认为是坏的东西和坏的感觉。起初她不怎么哭，眼泪不会像后来那样给她带来安慰。她感到麻木和封闭，她也不做梦，好像她想否认她的确失去了儿子这个现实，并害怕梦会让她接触到这些。

> 然后她梦见一对母子。母亲穿着一件黑色的连衣裙，她知道她的
> 儿子已经死了或者快要死了。

这个梦使她接触到现实，不仅是丧失带给她的感受，还有与这个梦有关的联想所激起的许多其他感受，包括她与儿子的竞争，似乎她的儿子也代表着她在童年失去的一个兄弟，以及必须修通的其他原始的感受。

> 后来，她又做了第二个梦，她梦见在她和儿子的飞行中，儿子失
> 踪了。她觉得这意味着他的死亡，他被淹死了。她觉得自己好像也要
> 被淹死了，随后她做出了努力，逃离了危险，又活了过来。

这些联想表明，她已经决定，她不会和儿子一起死，而是活下来。在梦中她能感觉到活着是好的，死了是坏的，这表明她已经接受了丧失。她经历了悲伤和内疚，但没有那么恐慌，因为她已经放弃了自己必然会死亡的先前信念。[1]

我们可以看到，承认丧失这一现实的能力导致了自体从客体中分化，这是决

---

① 这段描述让人十分心碎，因为在克莱因写下这篇文章不久前，她自己的儿子就在一次
　山难中遇难，很显然文章中的 A 夫人是她本人（Grosskurth，1986）。

定哀伤能否走向正常结局的关键。这涉及放弃对客体的控制，意味着必须扭转早期以占有客体和否认现实为目的的倾向。在潜意识幻想中，这意味着个体必须面对他无法保护客体的事实。他的心理现实包括认识到他的施虐所造成的内部灾难，以及意识到其爱和修复的愿望不足以保存他的客体，这个客体必须死去以及体验随之而来的荒凉、绝望和内疚。这些过程包括强烈的心理痛苦和冲突，后者是哀伤功能要化解的部分。

病人C

我将简要地讲述另一位病人，他有一段很长且非常卡的分析，在分析中他坚信自己必须成为医生。事实上，他没能进入医学院，在多次尝试学习牙科之后，他只能满足于医院管理者的职位，他讨厌这个职位。一节又一节的分析，都是在讨论关于他虚度的一生，以及通过夜校学习进入医学院（如果不能进国内的，就去国外的）的可能性越来越渺茫。

我反复地把他想成为医生的需要和他坚信自己的内心世界里有一个垂死的客体的信念联系起来，他认为自己必须治愈和保存这个正在死去的客体，他不能接受自己无法做到这一点。他不能意识到这项任务是不可能完成的，并且完全超出了他的能力范围，他不能继续他的生活，也不能让客体死去。他非常害怕当父母去世时他将无法应对，同时也非常害怕自己的衰老和死亡。不知何故，他深信，如果他能成为医生，那就意味着他对疾病有免疫力。

在他14岁的时候，他的祖母患上了一种可怕的致命疾病，在这种疾病中，她逐渐地、慢慢地瘫痪并死去。我的病人不忍心看到这种情况继续下去，尤其不忍心看着他的祖父慈爱地照顾他的妻子。当医生把这个消息告诉家人时，他惊慌失措地跑出了房子。这些年来，我听到过关于这一悲惨经历的不同说法，有一天，我诠释说，他想成为医生是因为他有一个全能的愿望，想要逆转这个死亡。即使是现在，他也相信他能让祖母活下去，他的内心也在这样做，幻想作为医生，他能治好她的病。有那么一会儿，他还能跟随我，似乎被触动了，但几分钟后，他解释说，他想成为医生的愿望不是在那时发生的，而是在几年前，5岁的时候，他切除了扁桃体。他描述了自己戴上麻醉面罩时的恐慌，毋庸置疑，他害怕自己会死。因此，成为医生的愿望与保存自己和客体的生命的愿望是联系在一起的，而这两者是如此密不可分，以至于他认为如果他的客体死了，他也不能活下来了。哀伤的任务不能进行下去，放弃成为医生的雄心就等于放弃了活下去的愿望。

这个病人似乎卡在了抑郁位的第一个阶段，而人格病理组织的主要功能就是对丧失的防御。他坚信，成为医生不仅能保护他的客体不生病和死亡，也能保护他自己。由于身份认同的具象性，他无法想象让他的客体死去而自己存活下来。而这正是A夫人在哀伤过程中所做的，这使她的情况发生了改变，她从害怕客体丧失的阶段过渡到体验客体丧失的阶段。我的病人无法进行这种转变，因此他不能修通哀伤而进入抑郁位的第二阶段。

病人D

对于其他病人，有证据表明，甚至在我们与他们接触的早期，他们也有能力面对丧失的经历。这是一个学生的案例，他因为抑郁和出现自杀想法被精神科医生转介过来接受心理治疗。他逐渐好转回到家里，但不确定是否要继续学业。他来咨询时明显很焦虑，不到几秒钟就变得非常愤怒，也许是因为我一直保持沉默。当我问他是否想开始时，他做了个鬼脸，厉声说："不！"刚开始我觉得他看起来有些精神病，因为他暴怒时嘴唇会因此而颤抖并且很难控制。几分钟后，他站起来，在房间里走来走去，看着我的书和照片，最后停下来，拿起一张两个人打牌的照片，说："你觉得这两个人在玩什么游戏？"我诠释说，他觉得我和他正在玩一个游戏，他想知道发生了什么。他稍稍放松了一下，又坐了下来。他接着说，他觉得我在采用塔维斯托克诊所强加给我的一种技术，并且我期待他能配合。我诠释说，他把我看作一个机械地按照命令做事的机器人，他同意了。

当我要求讲一个梦时，他描述了他15岁时做的一个梦，这个梦现在仍然很生动。在梦中，他站在一座被完全摧毁的城市里。他的周围是碎石和扭曲的金属，但也有小水坑，在这些水坑里，反射出色彩斑斓的彩虹。

我诠释说，如果他能摧毁我，把我变成机器人，他会感到胜利，这对他来说意味着我只是一堆扭曲的金属，没有一点人性。他承认梦中的情绪是狂喜的，我认为胜利和兴奋是一种否认绝望和毁灭的方式。看得出他放松下来，随之我们做了些附加的工作，把梦中的灾难与他15岁回家时被告知父母要分居的事情联系起来。

这个病人意识到他无法保存他的客体，所以他的内心世界被孤寂和绝望所主宰，充满了损坏和摧毁的客体，这些让他的内心世界呈现出一座被毁坏了的城市的荒凉景象。这让他充满了绝望和内疚，他无法面对，并调动病理组织去使用躁狂和其他防御手段来保护自己。然而，如果这些在面谈中都能被容纳，他就能够与他的抑郁和分析师接触。

在本章中，我发展了一个概念，即介于偏执-分裂位和抑郁位之间的连续体，并将两者细分，平衡状态图如下：

偏执-分裂位　←——→　抑郁位

病理性碎片化 ↔ 正常分裂 ↔ 害怕客体丧失 ↔ 体验客体丧失

每一个位置都与它两边的位置保持平衡，因此可以尝试在它们之间移动。平衡状态图可以扩展到包括精神退缩，如下所示：

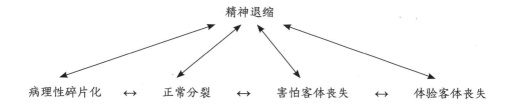

精神退缩

病理性碎片化　↔　正常分裂　↔　害怕客体丧失　↔　体验客体丧失

　　这类图表是用来帮助思考病人的，而不是在访谈时使用的工具。然而，无论是在一次治疗中，还是在数周、数月或数年的分析中，时不时可以观察到病人心理组织的移动。他可能从退缩中出来，只是为了回到它的保护之下，但他所面临的焦虑会有所不同。在极度紊乱的病人中，大多数移动是在退缩和病理性碎片化状态之间。随着发展的进行，还面临着其他不那么可怕的焦虑，但如果必须面对与害怕客体丧失或体验客体丧失相关的难以忍受的心理痛苦，可能退缩仍然是必要的。

第 4 章

综述：自恋的客体关系与人格病理组织

在这一章，我们将回顾一些关于精神退缩和人格病理组织的工作。此类文献非常多，并且已经从很多不同的角度研究过了，所以无法进行全面调研。在很大程度上，我将限定在那些对我个人产生过影响的作者身上。我所遵循的特殊方法可以追溯到弗洛伊德对阻碍分析进展的因素的关注，他在《可终结与不可终结的分析》（1937）中，清晰地表述了这些阻碍。弗洛伊德把这些阻碍与死本能的运作联系起来，在他看来，死本能为个体与原始破坏性力量的斗争可能取得的最大成功设置了极限。这些破坏性力量从内到外地威胁着他，干扰了他爱和创造的能力。破坏性力量的真实存在很难被接受，以至于动员了全能的防御来处理。正是人格中这些与原始的破坏性元素做斗争的全能防御，在分析中产生了很严重的问题，并在人格病理组织中表现出来。最重要的全能防御后来在投射认同的主题下被研究，但其实在早期对自恋和自恋的客体关系的研究中已经有暗示了。关于自恋的研究也是从弗洛伊德（1910，1914）开始，在亚伯拉罕（Abraham，1919，1924）关于自恋阻抗的研究，以及赖克（Reich，1933）关于性格分析和对"性格盔甲"概念的介绍中得到发展。这些研究引领着梅兰妮·克莱因和其继任者的研究，尤其对比昂、罗森菲尔德、西格尔和约瑟夫的影响很大。

重要的是要认识到，研究心理生活的相同与相关领域的分析师们持有许多方法，克莱因学派的方法只是其中一种。例如，对妨碍分析进展和联结的研究，常常出现在"性格障碍（character disorder）"和"性格阻抗（character resistance）"的主题中。有时会研究不同类型的性格结构，肯伯格（Kernberg，1967，1975，1976，1979，1983）是这方面的重要贡献者，他详细区分了自恋和边缘的病人。他对每一种类型都提出了具体的治疗策略，其中一些策略与经典的精神分析技术有很大的不同。肯伯格认为，可以定义人格组织的特定类型，并据此划分病人。他的工作强调不同类型的人格病理组织，而我的工作则试图识别它们的共同特征。

其他许多作者也从不同的角度描述了性格障碍；例如，纳恩伯格（Nunberg，1956）、利奥维尔德（Leowald，1962，1978）、吉特尔森（Gitelson，1963）、利奥温斯坦（Loewenstein，1967）、乔瓦奇尼（Giovacchini，1975，1984）和库伯（Cooper，1986）。拉克斯（Lax，1989）回顾了一些对分析进展中的阻抗和性格防御进行连接的工作。

另一种广泛用于研究停滞状态和难以触及的病人的方法是，研究发展阶段以及固着和退行对这些阶段的影响。巴林特（Balint，1968）和温尼科特（Winnicott，1958，1965，1971）的工作强调了心理状态的退行，在这种状态下，发展是缓慢的或者不存在的。此外，在多伊奇（Deutsch，1942）对"好像"人格的描述基础上，温尼科特还研究了病人的真实接触受到"假自体"发展阻碍的情况（Winnicott，1960）。温尼科特关于过渡性客体和过渡性空间的工作（Winnicott，1953，1971）对精神退缩的研究特别重要。过渡性空间和精神退缩之间有许多相似之处，但也有一些核心区别。尤其是，温尼科特强调了过渡性区域的价值，他认为这是文化和个人得以发展的地方。在我的方法中，我强调它们是逃避现实的一个区域，在那里不可能有实际的发展。在我看来，退缩通常是一个休息的地方，可以缓解焦虑和疼痛，但只有当病人从退缩中走出来时，真正的进展才可能发生。

有些作者研究儿童发展，而这一领域的研究受到玛格丽特·马勒（Margaret

Mahler）工作的极大影响（Mahler，Pine & Bergman 1975；Lax，Bach，& Burland，1980）。她对"分离-个体化"的研究尤其重要，这与分离焦虑和婴幼儿的分离感的发展有关。福纳吉（Fonagy）介绍了一种不同的方法，这种方法将发展病理学与心理结构和组织联系起来，他引入了"心理理论"这一重要概念，讨论儿童将客体视为真实的人和具有自己心智状态的能力的发展。福纳吉（1991）将这一观点与一位在儿童时期遭受过创伤、具有边缘特质的男性的病理学联系起来讨论，并与莫兰（Fonagy & Moran，1991）一起描述了若干成长过程，这些过程会导致各种形式的发展失败及边缘性病理的形成。

我认为，全面研究这些以及许多其他相关的文章，会让我偏离这本书的中心目标。我也发现，在这里回顾克莱因和其追随者所提出的一些基本概念也是不现实的。特别是，我假定读者对"投射认同"（Klein，1946；Rosenfeld，1971b；Feldman，1992；Spillius，1988a，1988b）和"容纳"（Bion，1959，1962a，1963；Britton，1992）有一定的理解，因为这对全面理解人格的病理组织至关重要。

自恋的客体关系与投射认同

投射认同的一个结果是，在主体与客体的关系中客体不是作为一个具有自己特征的、独立的人，而像是主体与他自己的关系。他可能会忽略客体与他的投射不相符的方面，或者他可能会控制、强迫或说服客体来扮演他所需要的角色。弗洛伊德（1910）在他对列奥纳多的研究中描述了这种类型的自恋关系，并在他关于自恋的论文（1914）中进行了详细阐述。他展示了列奥纳多是如何对待他徒弟的，好像他们代表着他作为男孩时的自己。与此同时，他认同他的母亲，并与这个男孩建立了联系，就像他希望母亲能与他建立联系一样。弗洛伊德（1910）说：

　　　孩子对母亲的爱不能有意识地继续发展下去；它被压抑了。男孩压抑了他对母亲的爱：他把自己放在母亲的位置上，把自己和她等同起来，同时把自己当作一个样板，以这个样子来选择新的爱的客体……他爱他们就像母亲在他小时候爱他一样。正如我们所说，他沿着自恋的路径找到了他爱的客体；根据希腊传说，因为纳西索斯（Narcissus）是一个喜欢自己的倒影胜过一切的年轻人，所以他变成了一朵以纳西索斯命名的美丽花朵。

(1910:100)

一项对自恋型客体关系的研究表明，这个概念里包含着多重身份认同。在列奥纳多的例子中，自体的婴儿部分被投射出来并由学徒认同，而自体的其余部分则与母亲认同。在其他情况下，或者在其他时间，同一个人身上的身份认同会发生变化，我们经常看到相反的画面，即自体母性的部分被投射并认同在一个客体身上，而自体则呈现出婴儿的身份。约瑟夫（1985）让我们注意到，在这些情况下，有必要考虑她说的"整体情况"。分析师经常需要提醒自己，在这种情况下，人格的元素分布到与病人有关的客体中的方式不止一种。

许多作者都描述过客体关系的自恋类型。亚伯拉罕（1919）讨论了自恋作为分析中阻抗的主要来源，而在他之后，赖克（1933）在对性格盔甲的描述中强调了自恋关系的防御功能。罗森菲尔德（1964，1971a）强调了自恋与投射认同的联系，他展示了投射认同如何参与对自我好的方面以及对自我破坏性部分的理想化。

罗森菲尔德在早期关于自恋精神病理学的论文中，强调了对分离的防御，并假设以投射认同的机制否认分离。他写道：

在自恋的客体关系中，防御的主要作用是不去认识自体和客体之间的分离。因为意识到分离就会体验到对一个客体的依赖感，从而导致焦虑。依赖一个客体意味着爱和认可这个客体的价值，但依赖客体不可避免地会遭遇挫折及其后果，会导致攻击、焦虑和痛苦的感受。此外，当客体好的部分被识别时，依赖也会激发妒忌。因此，全能自恋的客体关系既避免了由挫折引起的攻击性情绪，也消除了全部的妒忌意识。当婴儿无所不能地拥有母亲的乳房时，乳房就不能使他沮丧或引起他的妒忌。对婴儿来说，妒忌尤其难以忍受，因而增加了承认依赖和挫折的难度……

当病人声称拥有分析时，分析就像正在喂奶的乳房一样，他认为分析师给出的令人满意的诠释都是他的功劳，这种情况被认为是完美或理想的，因为它增加了病人在分析过程中的这种感觉，即他是好的和重要的……这些病人似乎都有一种共同的感觉，是他们包含了在客体关系中体验到的所有美好的东西。

(1964:171-2)

我们可以看到，投射认同产生了一种状态，在这种状态中，个体没有真正经历过分离。这种心理状态可以缓解焦虑、挫败和妒忌，是被理想化的。通常，病人相信精神分析师也不会有这些不愉快的情绪，并认为他也理想化了自恋的关系。

有时投射认同会以一种更全面的方式被使用，在这种方式中，感觉整个自体都被投射到了客体中。罗森菲尔德（1983）将此称为一种共生型的客体关系，在这种关系中，病人似乎生活在他的客体内部，有时伴随着一种无意识幻想，即认为分析师欢迎这种侵入和互换。更常见的情况是，这是一种破坏性的入侵，客体会憎恨这种入侵，这种关系的本质是一种寄生关系。然而，病人可能会理想化它，这样就否认了投射认同的破坏性。

梅尔泽（1968）描述了一种基于破坏性的自恋型组织，他强调残酷和暴虐，但还没有意识到所涉及组织的复杂性。他在讨论屈服于暴虐的自体中坏的部分的成瘾关系时，写道：

破坏性部分的全能散播了一种安全的错觉，并由相关的变态或成瘾活动延续为一种全能感。暴虐的、上瘾的坏的部分是可怕的。值得注意的是，尽管暴君的行为方式可能与迫害者相似，特别是如果出现任何叛逆的迹象时，因害怕失去抵御恐怖的保护，自体服从的部分会被暴君紧紧地控制着。

(1968:105-6)

后来，梅尔泽（1973）将自恋组织实施的暴虐描述如下：

对于受苦的自体好的部分来说，自体的破坏性部分首先作为避免痛苦的保护者出现，其次作为满足享受和虚荣心的仆人出现，只有在面临对退行的阻抗时，才会作为残忍的施虐者出现。

(1973:93)

然而，罗森菲尔德（1971a）在关于破坏性自恋的论文中，基于对自体破坏性部分的理想化，给出了这类自恋客体关系的明确描述。这篇重要论文聚焦在处理破坏性的内部和外部来源的问题上，罗森菲尔德将其与死本能的活动联系起来。这个主题可以追溯到弗洛伊德关于死本能的早期观点，梅兰妮·克莱因对此进行了阐述。尽管用的是现在不流行的本能理论的语言，但基本问题仍然是我们理解严重病理学最深层根源的核心。它假定破坏性的内在根源普遍存在，表现为原始的妒忌，并威胁要从内部毁灭个体。自我中包含冲动和幻想的部分，通过投射认同的方式被分离和转移了出去，并以这种方式归因于他人。在这个过程中，当感受到妒忌的、破坏性的冲动从外部攻击自我时，偏执焦虑就产生了。为了应对这个过程，各种各样的防御措施被建立起来。

罗森菲尔德指出，不仅好自体与好客体的关系可以被理想化，而且破坏性元素也可能被类似的理想化方式处理，这构成了处理破坏性的主要方式。他认为，一个脆弱的、依赖的自体（力比多自体）试图与精神分析师接触，但被自体的破坏性部分与破坏性客体联合起来的联盟所阻止。他把这个联盟称为自恋组织，他描述了在病人的材料中自恋组织是如何经常潜意识地将自己幻想为被理想化的帮派或黑手党的，它把自己作为一个帮助者或同盟者呈现给力比多的自体。事实上，这些破坏性元素接管了人格，阻碍了任何的成长和发展。

它们可能会以精神病性的形式出现，并给病人提供一个妄想的世界，在这个世界没有痛苦和焦虑，主要目的是保持对人格的控制，防止病人与好的分析师和建设性的分析工作有任何真正的接触。罗森菲尔德写道：

> 这种精神结构就像一个妄想的世界或客体，自体的某些部分倾向于退缩其中。它似乎被自体的全能、无所不知、极端残酷的部分所控制，由此创造了一种观念：在妄想的客体中，可以完全没有痛苦，也可以很自由地沉溺于任何施虐的活动中……
>
> 在这个妄想的世界里，破坏性的冲动有时会肆无忌惮地表现出它极其残酷的一面，用死亡威胁自体的其他部分来维护自己的权力，但更多时候，它们把自己伪装成具有无所不能的仁慈和可以拯救生命的样子，承诺快速地为病人的所有问题提供理想的解决方案。
>
> 这些虚假的承诺旨在使病人的正常自体依赖于或沉迷于他全能的自体，并诱使正常的、心智健康的部分进入这个妄想结构，以便将它们囚禁起来。

> （Rosenfeld，1971a:175）

这一主题和精神病组织的功能将在第6章进一步讨论。

一些作者受到了罗森菲尔德的影响，并扩展了他的发现。由此，布伦曼（Brenman，1985）展示了一个自恋组织是如何导致个体对客体的感知范围缩小的，在这种情况下，客体许多现实的方面都没有被认识到。布伦曼关心的是，残暴在病人那里扮演的重要角色，为了给病人的善良赋予力量和躲避灾难，将病人善良的一面劫持和扭曲为残忍的一面。

索恩（Sohn，1985）强调了自恋组织通过投射认同卷入复杂和相对稳定的身份认同的方式，在投射认同中，个体感觉自己成为了客体，从而有意识或潜意识地相信自己拥有客体所有的善良和其他品质。病人以这种具象的方式占有客体，使之存在于体内，成为全能的主要来源；索恩称之为"身份标识（identificate）"。自体需要依赖的部分和全能自恋部分之间的关系再次被视为一种变态的关系。索恩用"穿花衣的吹笛人*"（the Pied Piper）的形象恰当地说明了这一点。

> 这就好像，穿花衣的吹笛人的故事就在眼前，人格中依赖的部分在引导中逐渐消失，留下的人格就像故事中幸存下来的残疾男孩。同样地，分析工作也受到类似的阻碍。

> （1985:205）

罗森菲尔德认识到，这些自恋的状态是造成分析僵局的主要原因，他在后来的工作中对此进行了研究。在某种程度上，罗森菲尔德在其最后一本书（Rosenfeld，1987）中表达的观点发生了变化，他更加强调创伤，特别是在分析中精神分析师的行为重复了早期的创伤情境。在我看来，他在这个方向上走得太远了（Steiner，1989b），但他对破坏性自恋的描述是我形成人格病理组织理论的基础。接下来，我要强调的是那些赋予这种结构高度组织化状态的元素，这方面也被许多作家描述过。

我们有可能将人格病理组织的存在看作一种复杂的方法，旨在解决内部的破坏性问题，而罗森菲尔德关于破坏性自恋的工作极大地推动了这一主题的研究。

---

* 这是德国的一个民间故事，讲述的是，德国的哈梅林小镇出现了很多老鼠，市长正发愁时，一个穿着花衣的吹笛人说他能消灭所有老鼠，市长承诺如果他消灭了老鼠会给他很多钱，吹笛人吹着笛子将老鼠全部引诱到了河里，老鼠全部消灭了，但市长并没有兑现承诺。吹笛人很生气，又吹起了笛子，将村子里的小孩全部引诱到了一个神奇的地方，没有人能找到，只有一个残疾的小孩因无法跟上他们的脚步而幸存下来。——译者注

人格病理组织

也许在"自恋组织"的标题下探讨人格病理组织的全部文献会更简单，但许多作者在描述本质上相似的心理结构时强调了防御过程的组织性。他们倾向于避免使用"自恋"这个词，而更喜欢用"防御性"或"病态"组织来强调防御的组织性。同时他们也意识到这种复杂的结构依赖于病理性分裂和投射认同，这意味着涉及一种自恋类型的客体关系。斯皮利厄斯（1988a）再版了这一领域的几篇相关论文，并对这些问题给出了清晰而深刻的评论。我将详细讨论一些主要的贡献，来展示他对我的观点的一些影响。

里维埃（Rievere, 1936）可能是第一个研究自恋型客体关系的作者，她强调这种高度组织化的结构是由客体和防御机制连接在一起的方式产生的。她在对难以治疗的病人的早期研究中，主要处理躁狂防御，她认为这是自恋型客体关系的结果，类似于亚伯拉罕（1919）所描述的。她的论文大部分论述了躁狂防御是如何避免病人遭受抑郁位的绝望和心理痛苦的，特别强调了防御的组织性。

> 我通过观察得出结论，自恋的阻抗是非常明显的，导致了典型的结果，即在讨论的过程中病人缺乏洞察力以及没有治疗效果。事实上，这些阻抗是一种高度组织化的防御系统的一部分，以抵抗病人或多或少的潜意识抑郁状态，并作为面具和伪装掩盖后者。
>
> （Riviere，1936:138）

在这里里维埃强调了对抑郁性焦虑的防御，这证实了躁狂和抑郁之间的牢固联系。稍后我将论证，人格的病理组织也在保护病人免受偏执-分裂位的焦虑，实际上，人格病理组织的进化可能主要是为了应对这些更原始的状态。在西格尔（1972）和奥肖内西（1981）所描述的案例中，这一点很清晰。

西格尔（1972）描述了一种基于全能的人格病理组织。该病人并没有明显的精神病，可能是受到组织中强迫性因素的保护；但妄想系统，作为疯狂的庇护所，是严重的精神病特征，它的功能是防止灾难性情况再次出现。尽管西格尔的这位病人有明显的精神失常，但她描述的组织中的许多特征也可以在病情较轻的病人身上观察到。

西格尔的这位病人有严重的强迫仪式，并专注于一项使命——让人们皈依基督教——他必须非常高效地完成这项任务。为了达到这个目的，他从事了许多所谓"运作"的活动，这些活动支持了他是一个伟大的战略家的观点。这些活动多种多样，但都被视为反分析，分析师被视为是站在现实一边的人，对他的运作是一种威胁。所有这些都可以被视为试图创造一种"在子宫内"，或者有时是"在某个容器底部"的存在，在那里他与"神奇的父亲的阴茎"有一种令人兴奋的关系。从这种情形中走出来充满了灾难，西格尔把这与病人在婴儿期的灾难性经历联系在一起，在婴儿期，他经历了突然断奶、紧接着父亲去世、母亲抑郁以及随后的离开。西格尔认为，这些事件一定引起了杀人和食人的幻想，使病人确信他杀害了他的双亲，因此，对他来说，接触任何人类的爱或依赖的感觉都会与预期的灾难性结局相联系。

变态的因素在西格尔这位病人的移情中占了主导地位，尤其是极端的施虐，具有罗森菲尔德 (1971a) 所描述的自恋团伙的许多元素。例如，病人会对他的分析师说，"希特勒知道如何与你们打交道"，这种方式让她瞬间体验到仇恨的洪流。此外，这种残酷还与他幻想的关系有关，在幻想的关系里，他认同强大而残酷的人物形象。例如，他强烈钦佩和渴望的一个客体是一名伞兵，后者扬言以在塞浦路斯用机关枪扫射平民为乐，他幻想与这样的同伴发生同性恋和受虐行为。

西格尔和这位病人称婴儿般的自体为"小乔治"，但任何与之相关的正性移情体验都会遭到猛烈的攻击。因此，如果小动物受伤了，病人就会杀死它们，以防止它们遭受痛苦，这被看作对自体婴儿部分的攻击。而分析变成了一场斗争，即从妄想的全能组织中拯救这个婴儿般的自体。意识到依赖会引起对灾难性断奶的恐惧，而当诠释确实带来了顿悟时，它又会带来可怕的空虚感。

　　该病人的许多全能活动都基于一种恢复丧失的客体和自我功能的需要，这让人想起弗洛伊德（1911a）对施雷伯（Schreber）案例的描述。西格尔使用"恢复（restitution）"而不是"修复（reparation）"，是因为破坏性因素占主导地位以及整个体系都是对现实的攻击。因此，这里更多地集中在偏执-分裂位，而在抑郁位修复中占主导地位的因素——对客体的爱和关心——在偏执-分裂位中很少起作用，尽管它们并非完全不存在。

　　最后，西格尔指出了一个特征，它是多数（虽然不是所有）人格病理组织的特征，即虽然人格病理组织是为了避免一场灾难，但组织本身却成了一种长期的灾难。

　　　　正是这个系统的存在，使病人无法与母亲可以提供给他的某些方
　　面接触，也无法在母亲回来后与她重新建立任何真正的接触……小乔
　　治和他成长的可能性不是被"灾难"阻碍，而是被防止灾难重现而发
　　展起来的妄想系统阻碍。

　　　　　　　　　　　　　　　　　　　　　　　　　　（Segal，1972:400）

　　奥肖内西（1981）在讨论一个精神病性特征较少、但也一度陷入了停滞状态的病人时，详细地描述了一个防御组织，它的功能是保护病人免受接触的伤害，从而避免焦虑。她强调，病人寻求分析是因为他们需要一个庇护所，以避免与自己和客体接触。然后，他们利用分析重新建立防御组织，作为庇护所来对抗内外部客体，这些客体带给他们几乎是淹没性的焦虑。

　　奥肖内西的病人在分析中经历了四个阶段。在第一阶段，他的防御组织已经崩溃，无法提供所需要的保护，造成了绝望的局面，导致混乱和淹没性的焦虑。他感受到威胁，渴望静止和不变，感到有必要恢复他的防御组织。

　　第二阶段，组织在分析中被重建，焦虑得到缓解，但代价是客体关系被限制了。像里维埃（1936）一样，奥肖内西强调病人通过连锁（interlocking）地使用几种防御，全能控制、否认以及几种形式的分裂和投射认同，来组织自己内部以及

自己与客体之间的关系，从而实现解脱。

在第三阶段，奥肖内西观察到一种利用防御组织来满足残暴和自恋的方式，形成了类似于西格尔（1972）和罗森菲尔德（1971a）所描述的状态。

第四阶段，在第八年的分析中，有越来越多的迹象表明病人的接触变得更活跃、限制更少，而一些可信任的客体的出现使病人能够继续向前发展。在这篇引人注目的论文中，奥肖内西提出了几个观点，这些观点对于理解人格病理组织至关重要。首先，她展示了该组织如何在她的病人身上建立一个庇护所，这个庇护所带来了一种相对平静的渴望状态。当它崩溃时，困惑和焦虑占据了主导地位，当它重新建立时，呈现出了它是如何被用来与分析师维持一种变态关系的。像里维埃和西格尔一样，奥肖内西强调了防御系统的高度组织性，如果组织崩溃，绝望的焦虑就会威胁到个体。

奥肖内西提出了一个问题：组织是否真的可以通过提供庇护所让人们实现远离焦虑和接触从而获得发展？她指出，也许在提供分析的条件下，能做到这一点。最重要的是，她描述了当发展发生时人格病理组织的命运。发展并不意味组织的解散，而是形成了人格中的分裂，尽管人格病理组织持续存在，但病人身上能够与客体和现实保持接触的部分得到了加强。病人全能的部分仍然倾向于与强大的破坏性客体保持投射认同，并阻碍和蔑视现实的努力发展。奥肖内西认为，这种分裂的存在是防御组织的一个典型后果。她的病人在受到迫害或过分内疚时，往往会突然对他的客体失去兴趣，变得无所不能和变态，但这种改变持续的时间变得更为短暂，也较少受到组织的支配。

在后来的一篇论文中，奥肖内西（1993）用"飞地（enclave）"这个词来描述一些非常类似于精神退缩的地方。她特别关注病人驱使分析师进入受限的部分客体关系的方式，这种关系是有限的且过于亲密。这种关系可能以一种和谐的方式被理想化了，因而分析师很难避免。她将这种"飞地"与她所说的"远足（excursions）"进行了对比，即病人试图诱使分析师从极度焦虑的区域转移到避免接触焦虑的活动中，这种尝试或多或少地获得了成功。我相信"飞地"和远足在本质上是相似的, 两者都是精神退缩的变体, 也是人格病理组织的临床表现。

里森伯格-马尔科姆 (Riesenberg-Malcolm, 1981) 讨论了一种特殊类型的心理组织, 其中占主导地位的是变态的受虐因素。病人转向自我惩罚, 试图用赎罪和受苦来避免感知内在客体受损的状态, 以此来逃避内疚。这种惩罚取代了本该是补偿的东西, 即修复在幻想中被攻击的内在客体; 自我惩罚是对客体的进一步攻击, 其结果是内疚增加而不是减轻, 从而导致僵局。

自体中强大的破坏性部分欺压自体需要依赖的部分, 并阻止后者获得好客体。这一主题是该领域大多数研究的核心。这个领域的所有作家都提到了自体各元素之间的这种变态关系, 这也是里森伯格—马尔科姆强调的重点。然而, 约瑟夫 (1982, 1983) 详细地研究了这些变态的关系, 并指出如何利用病人的痛苦来战胜他们能够发展的那一面, 以及与生命和代表生命的好客体的关系。约瑟夫在论文《濒死成瘾》(Addiction to near death) 中描述了病人 A 的一个梦, 很好地说明了人格病理组织是怎样成为庇护所的。

> 他在一个几乎是山洞的长洞穴里。四周漆黑一片, 烟雾缭绕, 他和其他人仿佛都被土匪俘虏了。他有一种混乱的感觉, 好像他们喝了酒。俘虏沿着墙排成一排, 他坐在一个年轻人旁边。据后来的描述, 这个年轻男人看起来很温柔, 25 岁左右, 留着小胡子。这个年轻男人好像是同性恋, 男人突然转向他, 抓住了他和他的生殖器。年轻的男人准备用刀捅他, 我的病人吓坏了。他知道, 如果他试图反抗, 那个男人会用刀捅他, 而且会给他带来巨大的痛苦。
>
> (Joseph, 1982:129-30)

变态在人格病理组织中的作用至关重要, 在我看来, 变态是将组织维系在一起的要素之一, 这将在第 8 章和第 9 章中进一步讨论。人格的病理组织所提供的庇护所, 有时会带来和平与平静的诱惑, 就像奥肖内西的病人; 但有时, 庇护所是一个可怕的地方, 像约瑟夫的病人 A; 尽管如此, 病人似乎会对它上瘾。部分原因是，受虐狂从痛苦和被支配中获得了一种性满足，但另一个关键因素是，通过对分析师的投射，病人摆脱了生命和理智的拉扯。

组织的结构建立在人格分裂的基础上，这导致部分自体以复杂的方式与客体进行认同和联盟。因此，约瑟夫描述了病人是如何被自己侵略性的部分所支配的，这个部分不仅试图控制和破坏分析的工作，而且活跃地虐待自体的其他部分，如果自体中的这些部分没有受虐地陷入变态的关系中，他们会更容易得到帮助。

雷伊（Rey, 1975, 1979）做了一个与人格病理组织密切相关的分裂状态和分裂存在模式的专门研究。他沿用费尔贝恩（Fairbairn, 1949）和冈特里普（Guntrip, 1968）的传统，使用"分裂"这个词来强调分裂占主导地位的心理状态，他还提到了一种特殊类型的边缘病人，他们往往与自己和客体失去联系（Steiner 1979）。

雷伊作品中的"边缘"一词不仅指一类病人，而且指这些病人心理结构中的某个特定方面，以及自体在这个结构中的位置。他描述了他的病人如何感受自己既不完全在他们的客体内，也不完全在他们的客体外。它们存在于一个边缘区域，对应于我所说的精神退缩。在这个区域他们避免了焦虑，但有着严重的身份问题，因此他们感到既不是完全的心智健康，也不是很疯狂，既不是男性也不是女性，既不是同性恋也不是异性恋，既不是儿童也不是成人，既不小也不大，既不爱也不恨，而是存在在两者之间的边界上。雷伊总结道：

> 这些人似乎代表了一群人，这群人获得了一种稳定的人格组织，在这种人格组织中，他们过着一种最有限且异常的情感生活，这种情感生活既不是神经症的，也不是精神病性的，而是一种边缘状态。
>
> （Rey, 1979:450）

雷伊（1975）通过描述心理空间的结构，对理解精神退缩做出了重要贡献。他认为，婴儿出生时仍然生活在一个由母亲照料的空间里，这与袋鼠的育儿袋相似，他称之为"口袋空间"，直到婴儿为自己区分出一个独立于母体空间的个体空间，一个完整的心理分娩才会发生。边缘病人常常感到自己被过早地、残酷地赶出了这个母体空间，并试图重新获得在那里居住的权利。这可能以一种进入分析师的朋友圈或他的房子或者爬上他的床的需求出现，但是，由于这些病人只会使用极其具象的思维，这些需求意味着病人可能潜在地幻想自己生活在分析师的体内。病人可能认为，进入这些空间取决于分析师的善意，他们担心不再被允许处于这个有利位置，并尽可能地避免任何会引起上述后果的行为。然后，分离被体验为一种可怕的驱逐，因为这个内部空间被理想化为一个美好的梦境，在这个地方担心是由分析师承担的，而驱逐会被感受为过早地推向饥饿、寒冷和死亡。显然，这些想法与精神退缩的起源有关，同时也关乎于在原始层面上精神退缩与母亲身体幻想的关系。

病人有住进分析师的空间的需求，当这些病人觉得自己在引诱、哄骗或欺骗精神分析师与这个需求共谋时，他们开始害怕这种亲密无间。他们觉得自己的思想被控制了，进入了一种疯狂的状态，已经失去了自由，他们的需要使他们成为一种疯狂分析的囚徒，因此他们感到被困住、无法逃脱。雷伊描述了这种情况，并称之为"幽闭—广场恐惧症"困境（Rey，1975；Steiner，1979）。他认识到，通过这种方式，当病人在庇护所之外时，庇护所可以作为一个安全的地方，而当病人在庇护所内时，庇护所成了一个迫害的地方，让他感到被困住。有时幽闭-广场恐惧症的困境让病人觉得他们找不到真正安全的地方。在一些病人身上，可以观察到病人在幽闭恐惧症和广场恐惧症之间来回快速振荡的困境。当他们被困在精神退缩时会感到幽闭恐怖，但一旦设法逃脱，他们会再次恐慌，并返回到原来的位置。

❦ 第 5 章 ❦

通过投射认同恢复失去的部分自体：哀伤的作用 [1]

在前面的章节中，我已经描述了退缩的功能——防止与痛苦和焦虑接触——是如何与其结构联系在一起的，以及这种结构又是如何依赖于一组复杂的、相互关联的客体关系的，这些客体关系被内化，并成为个体人格中不变的特征。这种结构的稳定和僵化来自一个事实，也就是使用投射认同的方式使得这种结构几乎变得不可逆。自体的某些部分被分裂并投射到它们永久居住的客体中，对自体而言，它们是不可用的。容纳这些自体元素的客体具有特殊的具象性（Segal，1957），并构成了退缩的建筑模块。特别是，它们结合成一个自恋群体，形成了人格病理组织。在这个过程中，由于这些分裂的元素不可用，使得自我被削弱，因此个体变得更加依赖于组织。

用这种方法进行投射认同的结果与通常灵活可逆地进行投射认同的结果有明显的不同。在本章中，我将介绍一些临床材料来说明，人格的某些部分通过这个过程变得几乎完全不可用。在此之后，我将讨论一些使组织很稳定的因素，这

---

[1] 本章部分内容基于先前发表的一篇题为《精神分析的目的》的论文（Steiner，1989a）。

些因素阻碍投射认同的可逆性，从而阻碍了自体丢失部分的回归。这将包括对哀悼过程的详细讨论，在我看来，哀伤过程对于在这种方式中恢复丢失的部分自体起着至关重要的作用。

如果病人能够通过哀伤处理丧失，那么他就能在这个过程中重新获得失去的部分自体，然而如果他不能哀伤，投射认同仍然是不可逆的，失去的自体仍然会嵌入投射的客体中。我将讨论的是，那些阻碍哀伤的因素同时阻碍了投射元素的回归。

临 床 材 料

B夫人是一位中年妇女，她的谈话充满了抱怨和怨恨，她使用一种轻率、发牢骚的态度和说话方式，营造了一种空虚和绝望的气氛，这让我觉得她无法明智地思考。例如，她会发牢骚地说："你为什么不告诉我该怎么做？"她在一本关于精神分析的书中读到，病人应该自由联想，她抱怨说："你没有告诉我应该自由联想。我来了这么多年，你都没有告诉我应该自由联想，我从来不知道我该做什么。"

她长期闷闷不乐，在治疗过程中，她有很多次都在详细地描述各种身体不适，长篇大论她的不幸遭遇。这些怨恨大多与她没有孩子和相对贫穷有关，这里面包括她与前夫比较带来的痛苦。她的前夫再婚并有了孩子，并且她偶尔会在报纸上读到他事业成功的消息。

事实上，她一生都有类似的怨恨，她觉得姐姐是受宠爱的。除了节假日，她的父母都住在各自的房间里，她一直和妈妈睡在一起，直到8岁时才有了自己的房间。许多怨恨似乎是从这时开始的，因为她越来越清楚地意识到自己与姐姐、父亲之间的竞争，她似乎再也没有真正感受到被爱了。

她的父亲是一位校长，同时也是一个不大知名但很有影响力的宗教派别的领袖，他创造了一种严厉和冷静的氛围，在这种氛围中，罪恶无处不在，必须被铲除和抵制。在家里，要想反抗这种氛围是不可能的，但是病人在学校表现很好，和姐姐不同的是，她上了大学，在大一的时候，她在科学方面的天赋让所有人吃惊。这种独立反映了她的思考能力，但似乎这会威胁到她的平衡，以至于在第二年刚开始，她就崩溃了，她出现了极度焦虑并伴有人格解体和一些被迫害的想法，她在这种状态下被送回了家。她逐渐好转，但无法重返大学，两年后她开始学习姐姐学过的秘书课程。

我很难相信，在分析过程中的这个抱怨、无助、可怜的女人，在大学里的科学成绩如此优秀，直到我瞥见了她相当聪明的一面，例如当她在工作中掌握了复杂而微妙的问题时，或者当她能够纠正我诠释中的逻辑时，我才开始意识到她的思考能力已经在运作了。在某种程度上，她似乎把她的思考能力分裂并投射到我身上，她依赖我进行最基本的思考；这种投射背后的一个因素似乎是她相信思考是危险的。很明显，她并没有以任何方式摧毁自己的思考能力，因为当她发现我做错了什么事时，她会猛然扔过来一个清晰而深刻的要点，并告诉我错得有多离谱，但对于日常生活，特别是在分析工作中，她的思考能力却是不可用的。当思考不破坏她的现有秩序时，是被允许的；但她不能独立思考。她会清楚地表明，指望她这样做是不公平的。

有一天，她迟到了五分钟，并解释她因为一直在努力摆脱一个想和她谈话的朋友，而耽误了时间。

　　然后，她描述了一个梦，在梦里她下到地下，走到台阶底部，发现自己不得不在两条通道之间做选择，左边的通道通往城镇，右边的通道通往家。在梦中，她站在那里无法选择，感觉非常沉重，并且发现自己手里拿着一把园艺镰刀。犹豫不决使她迟到了，她松了一口气，因为这意味着她没有时间进城，可以回家做她需要做的工作，花园里杂草丛生，乱成一团。

　　这把镰刀是两年前邻居借给她的，几天前她在清理花园棚子时发现了它。她感到内疚，因为她不仅没有归还这把镰刀，还从未使用过。她把它描述成一个可怕的、锋利的东西，她想知道为什么邻居没有把它要回去。

我诠释说，她梦中在地下的选择代表了她痛苦的分析工作和逃离分析工作之间的冲突，她感到的沉重似乎与冲突的压力有关。我将此联系到她的迟到，她很难从她的朋友那里脱身，因为她不愿意离开一个舒适的环境，而去到一个需要运用智力的分析中，如同那杂草丛生的花园有很多工作要做。她的反应是进一步爆发出牢骚和抱怨。她忽略了我所说的本质，而专注于我提到的事实，即在分析中还有很多工作要做。她说她现在感到沉重，并抱怨我的诠释不清楚、在迫害她，因为如果仍然有许多工作没完成，那么她一定还病得很重。

我认为，她对工作的绝望，在一定程度上与她害怕使用自己的智力有关。她知道，她的智力可能像园艺镰刀一样锋利而伤人，但对有用的工作又是必要的。我认为她害怕使用智力是因为她害怕它会被用来更公开地攻击我，而这是危险的。她宁愿把思考的责任留给我，看我如何工作，当我做错了什么事时，她就用我的错误突袭我。起初，她愤怒地回应，暗示病人可能攻击她的分析师是一件可怕的事情，她试图让我觉得我说了一些不恰当的话，而这种尝试是无法令人信服的。这让人回忆起在她早年的治疗中占主导的浪漫气氛，当时的互动被高度色情化，并被视为不正当的行为。

我认为她也害怕科学地思考以及根据证据得出结论。如果她这样做了，她就会评估我是怎样的分析师，她担心会对自己的发现感到失望。与她将我塑造成一个浪漫形象相比，失望不可避免。毫无疑问，最终她也不得不接受自己是什么样的人，她的丈夫是什么样的人，她的父母和家庭是什么样的。为了识别客体积极和消极的方面，她必须消除许多困惑，她通常用浪漫的理想化来解决这些困惑，而我认为，这些困惑就如同她花园里的杂草。

移情中大量的互动被这种浪漫、梦幻的状态所支配，在这种状态下，一切都以一种既像孩子又像虐待狂的方式被色情化。当她表现出这种天真无邪、孩子气的样子时，她会偷偷地保持警惕，小心翼翼地照顾自己的利益。她不断地抱怨自己的孤独和贫穷，这似乎与她的一个想法有关，她曾经被许诺过将拥有一个舒适的和奢侈的世界，后来这个世界却被偷走了。这在很大程度上要追溯到她与母亲同床共枕的时代，在她看来，这是一种没有母亲的性伴侣也就是父亲干涉的放纵生活。

这些态度在她的移情中明显地表现出来，她会暗示，偶尔也会承认，我已经融入了她的浪漫幻想之中。

然而，大多数情况下，她只会抱怨我对她不感兴趣，因为她太老了，或者我更喜欢事业有成的女人。讨论这些幻想是不可能的，如果我试图这样做，她就会变得很愤慨，指责我利用她的信任和天真，对她有不正当的想法。在我看来，在这种梦境中，她感觉自己在以一种模糊的、色情的方式接近我，但如果提到这一点，魔咒就会被打破，她就会感到自己被逐出了这种亲密关系，就像她离开了母亲的床一样。

如果她的智力能够遵从组织的要求，她就能运用它；也就是说，保护自己不与任何真实接触，从而维持现状。在她这里，为自己思考、拥有欲望和对自己负责是被禁止的，执行这些活动的能力都被投射出去了。为了收回自己的这些能力，她不得不冒着反抗组织的风险，我想这就是她在享受大一的自由时试图做的事情。这种反叛最终以灾难告终，在她的日常生活或分析中，独立思考被视为危险。我希望和她一起工作的愿望，特别是我认为她可以为自己的愿望和想法负责的观点，被认为是一种残酷的攻击，这表明我不愿意为她履行这些职能。在这些时候，她将我表征为她自己独立思考的叛逆者，必须被阻止。在其他时候，她会激怒我，使我表现得好像迫害组织的一部分，然后她觉得我在要求她不假思索地服从和同意。

随着对这种情况的反复分析，她确实逐渐认识到了自己的一些天赋和能力，但她的进展总是让人难以捉摸，并让她感到内疚和不被保护。允许她的思考像那把镰刀一样被淋漓尽致地运用，就是允许更真实的互动，而这种互动被感受为危险的性交。在我的病人身上，智力、观察力、判断力和与现实保持联系的能力，似乎会让她认识到客体的状态和她的冲动，这似乎使她害怕自己会有什么感受和会做什么。她可以通过分裂和投射这些能力来保护自己，但在这个过程中，她的这些能力会严重受损。

当我能够认识到她并不愚蠢，并有一种她无法使用的、高水平的能力时，我对她能得到帮助充满了希望。但当我发现，她在用尽一切办法来阻碍这个过程，并且在其伪愚蠢的背后确实隐藏着一种变态的智力时，我感到很失望。这种阻抗似乎指向心理现实，而正是智力引导她认识这现实，好像她知道面对这个现实最终会使她接触生死问题，而她宁愿避免或至少延迟面对这些问题。当她将自己的智力用于分析工作时，她不得不面对一个贫瘠、空虚、可怕的内外环境。然后，她回忆起失去的美好经历，包括她父母去世时的感受，但这似乎也意味着她要放弃一种精神状态，在这种状态下，她可以保持对其客体的控制，并与之一起生活在梦境中。在我看来，我所描述的投射认同的主要目的是与我保持一种关系，在这种关系中，智力和欲望是我的，既然我被赋予了这种权力，那么她的首要任务就是确保我不能在性或经济上剥削她。对她而言，拥有自己的冲动就等于让我走，这让她觉得无法生存下去。

讨　论

这位病人和其他病人（例如第6章中的C先生）的经历，让我把未能收回因投射认同而失去的部分自体，与未能放弃对客体的全能控制联系起来。我把这与罗森菲尔德（1964）强调的自恋关系联系起来，自恋关系是对分离的防御，在我看来，这种放弃的过程与丧亲之后的哀伤过程所涉及的阶段完全相同，自弗洛伊德在《哀伤与忧郁》（Mourning and melancholia，Freud，1917）中对这些过程的最初探索以来，人们对这些过程进行了广泛的研究（Freud，1917；Bowlby，1980；Parkes，1972）。这使我形成了一个特定的概念，即为了重新获得通过投射认同而失去的部分自体，有必要放弃客体并哀悼它。正是在哀伤的过程中，逆转了投射认同，充实和整合了自我。

重新获得被投射的自体部分

比昂关于客体容纳功能的理论（Bion，1959，1962a，1963）让我们认识到，如果分析师开放地接受和容纳被投射的碎片，那么焦虑会如何得到缓解。在这个过程中，客体可以收集和整合不同的元素，因为它们被投射到客体身上后，就会聚集在一起。根据比昂的模型（1962a），分析师理解并赋予被投射碎片的意义的能力为病人提供了容纳，以及将碎片转化为婴儿可以重新内射的可容忍的形式。

在我所讨论的临床材料中，有时可以观察到这种理解程度在移情中是如何实现的，而且我周期性地发现，B 夫人确实感到被理解了，因此她的焦虑得到了缓解。此外，她能够更好地工作，对自己有更完整的感受，因为她通过投射舍弃的各种功能都聚集在移情中。她可以将我内化为她所投射的各种功能的容器，但她不能放弃对我的控制，也不能允许真正的分离发展。

如果分析师可以充当这样一个容器，并对投射的碎片进行登记和赋予意义，整合就发生了，当病人感到被理解时，他就不会那么焦虑和碎片化了。然而，在这个阶段，病人依赖分析师的可用性来充当容器，并通过赋予它们意义将各部分组合在一起。比昂（1962a）提出，通过被理解的这种方式，病人可以将投射物带回自己体内，但我相信病人仍然需要客体充当容器，直到达到第二个阶段，投射物才真正撤回。在第一阶段，内化的是一个容纳自体部分的客体，因此真正的分离还未实现，而病人的焦虑之所以在第一阶段减轻是因为产生了自恋类型的客体关系。有时这种情况会导致"永恒的病人"的现象，病人只有在"分析中"才会得到改善。

这种将分离过程划分为两个阶段的方法与认为抑郁位有两个阶段的方式有关。我在第 3 章描述了这一点，我把这些阶段称为，对客体丧失的恐惧达到顶峰的阶段，以及体验客体丧失得到修通的阶段。容纳阶段对应抑郁位的第一阶段，在这一阶段，缓解依赖于客体的持续存在，这一点在丧亲后哀伤的早期阶段也有清晰的表现，个体必须成功地修通这一点，才能实现第二阶段。关于丧亲的研究概述了这一过程的各个阶段，但所有人都同意，在早期阶段，人们会试图否认丧失的经历，但当人们面对丧亲的现实时，必须克服这一点（Bowlby，1980；Parkrs，1972；Lindemann，1944）。在第二阶段，也就是走向独立的阶段，个体不得不放弃客体。正是在这一阶段，投射从客体中撤回，重新返回自体。这个阶段涉及面对客体的丧失，也就意味着必须修通哀伤。

哀　伤

在第3章中，我用弗洛伊德在《哀伤与忧郁》中的描述，简要地讨论了哀伤的顺序。他首先描述了在丧亲之后，客体的丧失如何导致了对客体的认同和对丧失的否认，他接着强调如果要修通哀伤，重要的是面对现实。在哀伤中，丧失的现实是很难面对的，弗洛伊德从力比多的角度来理解这一点，他解释说，正是力比多对所丧失客体的依恋受到了现实的裁定。

今天，当我们认识到投射认同在创造病态客体关系中的核心作用时，我们可以回顾弗洛伊德的表述，同时更多地从自体的不同部分与客体分离的角度，而不是从力比多分离的角度来思考。很明显，现实被个体用于处理每一个与丧失客体有关的记忆，他必须面对认识到什么是属于客体的，什么是属于自体的痛苦。正是通过详细的哀伤工作，这些区分才得以实现，在这个过程中，可以更现实地看到丧失的客体，也逐渐承认先前被否认的自体部分是属于自体的。

如果哀伤被修通，个体就会更清楚地意识到自体和客体的分离，并且更清楚地认识到什么是属于自体的，什么是属于客体的。当这种分离实现时，会产生巨大的后果，因为与之伴随的还有与抑郁位相关的其他心理功能，包括思维发展和象征形成（Bion，1962a；Segal，1957）。

我们可以看到，承认丧失这一现实的能力会导致自体从客体中分化，这是决定哀伤能否进行到一个正常结局的关键。这涉及放弃对客体的控制，意味着先前旨在占有客体和否认现实的倾向必须得到扭转。在潜意识幻想中，这意味着个体必须面对他没有能力保护客体的事实。个体的心理现实包括认识到他的施虐所造成的内在灾难，以及意识到其爱和修复的愿望不足以保存他的客体，必须允许这个客体死去以及体验随之而来的荒凉、绝望和内疚。这些过程包括强烈的精神痛苦和冲突，后者是哀伤功能要化解的部分。

很显然，适用于与实际丧亲有关的哀伤部分，在本质上也适用于所有分离体验，在原始的层面上，分离体验被认为是一种丧失。因此，当婴儿面对母亲的拒绝、失望或分离时，由于他的全能幻想，他相信自己已经失去了母亲，他的幻想是他的杀人冲动杀死了母亲。在这个过程中，如果他能够面对这种丧失的心理现实，以及忍受哀伤的痛苦，他就能将投射撤回到自己身上。他也会因此变得更有力量，客体也会以一种更少被投射认同扭曲的形式内化。在第 3 章中，我描述了一个病人（病人 C），他无法面对客体的死亡，因为这与恐惧自己死亡交织在一起，这可能是一些病人的主要问题。相反，西格尔（1958）描述了如何分析一个老人对死亡的恐惧，使他能够修通一些对客体丧失的恐惧。

在分析中，这些过程通常是在连续性中断时才有研究机会，例如分析师生病或周末和节假日时，但同样的事情也发生在当分析师被体验为是为自己着想的、独立的、分离的个体时，病人必须面对放弃占有和控制精神分析师的现实。通常，独立思考的能力最能代表分析师的独立性。如果分离能够实现，就会发生小范围的哀伤，一些自体就会回到自我。如果自我得到加强，就可以建立一个良性循环，并部署一种更灵活的、更可逆的投射认同的形式。

恢复自体投射部分的障碍

关于丧亲的许多研究讨论了影响正常哀伤的各种因素，这些因素可能会影响我提出的两个阶段中的任何一个。如果分析师的见诸行动变得太具有破坏性，以至于焦虑和兴奋取代了理解和整合，那么就会出现容纳的问题。如果分析师对病人的投射不够敏感，并且阻碍了对这些投射的思考，或者对这些投射非常焦虑，以至于重新投射到病人身上，容纳的问题也会出现。

然而，大多数问题发生在哀伤的第二阶段，而正是对客体的放弃引起了这种阻抗。我与B夫人和其他几个病人的工作经验使我相信，受过良好训练的分析师可以避免显而易见的见诸行动，至少部分地实现了容纳的功能。当病人和分析师接近第二阶段时，妨碍进展的许多障碍就会出现。当时我们看到的情况是一个熟悉的、卡住的病人，相对来说他没有焦虑，在日常生活中通常管理得更好，但病人对于分析变得既依赖又否认依赖。

使病人很难从容纳阶段过渡到放弃阶段（relinquishment）的一个因素是，他仍然相信他必须依赖某个客体才能得以存活。他在放弃阶段面对的事实是，必须允许客体离开。在这个原始层面上，分离与死亡是无法区分的，如果这个客体将要死亡，如果这个客体包含了太多分裂并投射进去的自我，那么病人害怕在这个过程中会失去自己。然后他可能会惊慌失措，紧紧抓住客体，否认丧失，好像他可以通过这种方式阻止自己的死亡。在他看来，这种情况似乎是不合理的，因为除非他能够哀伤，否则他就不能收回投射，而他不能在没有收回投射的情况下让客体死去并哀伤它（Steiner, 1990a）。

通常，帮助病人走出这种僵局是困难的，但有时理解这种悖论是有帮助的。只有当精神分析师能够放弃让病人顺从他的意愿的需求，并以一种全新的方式思考时，病人才会被鼓励尝试为他自己思考。对人格病理组织复杂结构的理解也可以使分析师认识到病人所面临的一些困难。

　　显然，我的病人发现耐受现实很困难，她不去面对现实让自己发展，而是将她生命的早期阶段理想化，幻想着自己可以控制和占有她的客体，这样他们就不会让她沮丧或离开她。她不能接受他们的丧失，当现实的处境摆在她面前时，她不仅渴望恢复以前的状态，还非常愤慨。她永远不能哀悼客体和让他们离开。她对这个过程的阻抗与对现实的恐惧和仇恨有关，并采用了否认现实和扭曲现实表征的方式。如果不能面对现实，就无法进行哀伤，病人也无法重新获得她所否认的那部分自体。

❧ 第 6 章 ❧

遁入妄想的世界：人格的精神病性组织①

精神病性组织反映了精神病性病人必须抗衡的极端体验。它们的特征是强烈的焦虑，需要采取激烈的措施，使用无所不能的力量，于是建造了一个以蔑视现实的精神病性方式组织起来的精神退缩。精神病性组织极少是完全成功或稳定的，当组织开始崩溃时，威胁个人的焦虑通常是显而易见的。这种焦虑的灾难性本质是绝望地依赖组织的基础，失去这种依赖意味着回到失控的惊恐中，这与病人体验到的自体和世界的碎片化分裂与失整合有关。

当普通的防御措施失败时，这种极端的状态就会出现，内部或外部的压力因素都可能造成这种情况。这种体验的精神病性性质突显了一个事实，那就是破坏性的攻击是针对心智本身的，其结果是，对自体和外部世界的关系产生了根本性的干扰。弗洛伊德本人（1911a，1924）认为，精神病是由一个内在的灾难引起的，这个灾难导致了自我和现实之间的关系出现了裂缝。比昂（1957，1962a）的观点与此一致，他认为精神病病人在试图将自己从憎恨和恐惧的现实中解放出来时，攻击了有感知能力的自我；也就是，心智中与感知现实有关的那部分。他

---

① 本章以1989年罗马国际精神分析大会小组讨论的论文为基础，这篇论文在不久之后发表（Steiner, 1991）。我从一位来自欧洲的同事那里得到这些临床资料，他和我讨论了这个案例，并友好地允许我使用。

接着描述了攻击如何导致了自我和客体的碎片化。客体的碎片，每一片都包含了自我投射的元素，构成了比昂所说的"怪异客体"，它创造了一种弥散的迫害性和恐怖气氛，类似于"无名的恐惧"。

病人迫切需要从这样的状态中解脱，焦虑和困惑的感觉是如此强大，以至于一个建立在无所不能的妄想力量基础上的精神病性组织，可能是创造秩序、从弥散的焦虑中解脱的唯一途径。病人可能会意识到以这种方式产生的精神退缩是疯狂的，但仍然会觉得它比他在它之外所经历的灾难性焦虑要好。在其他情况下，病人将妄想的世界理想化，并把它描绘成一个令人向往的地方，以便把它作为从精神病性的失整合和灭绝的折磨中撤出的精神退缩。真正的整合和安全被认为是不可能的，尽管精神退缩的基础是妄想，但只要精神病性组织不被挑战，它就提供了一种稳定的措施。

人们早就认识到，妄想性精神病的许多长期特征是恢复性的，是在内部灾难之后出现的。例如，弗洛伊德和比昂都强调精神病的许多症状来自病人试图恢复他受损的自我和重建一个被摧毁的世界。因此，在施雷伯案例中，弗洛伊德指出：

> 世界末日是这场内部灾难的投射；他的主观世界毁灭了，因为他已经从这个世界中撤回了他的爱……偏执狂再次建造了它，没有更辉煌，真的，但至少是为了让他能再次生活在其中。他靠自己的妄想来建造它。妄想的形成，我们认为是病理的产物，实际上是一种恢复的尝试，一个重建的过程。

(Freud, 1911a:70)

后来他说得更明确了，他说："大量的分析告诉我们，妄想就像是在自我与外部世界的关系中最初出现裂缝的地方发现的一块补丁"(Freud, 1924:151)。

比昂还强调，精神病病人寻求恢复其受损的世界，他觉得有必要抓住包含自体不同部分的客体，并把它们带回来，试图复原自我。比昂在描述了通过投射认同创造怪异客体之后，说：

> 如果病人希望带回这些客体中的任何一个来试图复原自我，并且在分析中感到有必要做出这种尝试，那么他必须通过投射认同的逆向方式，按照它们被驱逐的路线，把它们带回来。

> （Bion，1957:51）

这些试图复原自我的尝试建立在无所不能的妄想上，即妄想从对自我和客体造成的伤害中复原。最常见的是，一个复杂的妄想系统被创造出来，它通过对先前混乱的状态强加一个武断的、通常是残酷的命令来缓解焦虑。有时，病人似乎相信自我与现实之间的"裂缝"起因于对其心智的攻击，留下一个裂口，精神内容会从这里漏出去，只剩下一个空壳。然后，精神病性组织被召唤来修补裂缝，提供一个补丁，使病人感到更完整，更少失整合的危险。

虽然偏执妄想本身可能是可怕的，但当病人的焦虑已被组织成一个妄想系统时，这个处在模糊和定义不清的迫害情绪中并伴随极度焦虑和人格解体的病人，实际上可能会变得相当平静，这一结果非常引人注目。看似无名而模糊的恐惧转变成清晰的迫害妄想，这带来表面上的解脱（Berner，1991；Sims，1988）。

精神病性组织保护病人免受精神病性碎片化的胆战心惊，并且在一段时间内可能导致病人能够应付的平衡，尽管代价是严重的功能瘫痪。然而，这样的平衡几乎从来都不稳定，病人总是受到精神病性组织崩溃和重回无法忍受的焦虑的威胁。事实上，当这种平衡被打破时，病人往往会寻求治疗，他希望治疗能够重建精神病性组织，并且为了做到这一点，可能把分析师拉进与精神病性力量的协作。

虽然精神病性组织的详细结构各不相同，但其本质与一般的病理组织的描述相似。自体和内部客体的碎片被投射到不同客体上，接下来，这些客体又被组装成一个强大的组织。由于碎片化的程度、暴力的强度以及破坏性和仇恨的力量，该组织被迫以一种残暴的方式依赖全能的机制。因此，人格中心智健康的部分被压倒，并强行被招募参与到精神病中。

精神病性人格与非精神病性人格的共存

弗洛伊德和比昂都描述了精神病病人人格中精神病性部分和非精神病性部分的共存，并且他们的描述都好像在说，一个心智健康的人和一个精神病性的人存在于一个个体中。

弗洛伊德这样写道：

> 如果自我的脱离现实能始终完全地被执行，那么精神病的问题就变得简单明了。但这种情况似乎很少发生，或许永远不会发生。人们从康复后的病人那里得知，即使是在一种远离外在现实的、幻觉的混乱状态下，当时在他们心智的某个角落（如他们所说），也隐藏着一个心智健康的人，他像一个超然的旁观者，看着疾病的中枢从他身边经过。

> （Freud，1940:201）

人格两个部分之间的关系是复杂的，它们的目的通常是对立的。精神病性部分试图保持对客体的全能控制，以修复自我，而神经症性部分则试图面对心理现实，放开客体。比昂这样说：

> 非精神病性人格与神经症性问题有关，也就是说，这个问题集中于解决自我运作引起的思想和情感冲突。但精神病性人格与自我的修复问题有关。

> （Bion，1957:56）

非精神病性病人能够面对现实，尤其是丧失的现实，因此能够完成哀伤的修通工作，从而允许自体被投射的部分回归自我。这意味着一个"平衡的内射和投射"可以发生，并且我认为比昂的意思是，投射认同在不断的移动中被灵活地使用，包括投射到客体中，接下来再通过先前被投射的碎片的返回来恢复自体。比昂认为这种可逆的投射认同对于思考能力的发展是必要的。

即使是在初级阶段，这种思考也会考虑客体，在这种方式下，非精神病性人格会增强其容忍现实的能力，并以这种方式改变而不是逃避现实（Bion，1962a）。个体可以利用思考的能力在修通精神痛苦、悲伤、内疚以及其他构成抑郁位（Klein，1952）的情绪的工作中继续前进。最终，他可以将他的客体概念化为一个具有私人体验这种心智能力的完整的人，这使得人性和对他人的同情得以发展（Fonagy，1991）。与精神病性病人不同，他具有象征性功能的优势，这使得真正的修复成为可能。这一点对于精神病病人是否定的，他们只能设想通过全能的机制实现具象的复原（Segal，1957；Rey，1986）。

因此，非精神病人格在与现实的斗争中不是必须诉诸这种破坏性的防御，尽管病人当然部署了防御，包括投射认同。然而，对于神经症性病人，破坏性攻击较少针对自己的心智，投射的碎片不会被囚禁在客体中，因此投射过程和内射过程之间发生了一种更为流畅的交替，这涉及重复发生的先占有而后放手和丧失的循环。

精神病性组织霸权的主要威胁之一来自病人自身健康的心智，而这通常被投射出来，并由分析师和他的工作来代表。因此，该组织试图阻止健康心智获得任何可能的支持，因为这可能使健康心智能够扰乱组织的现状。病人常常认为，精神病性失整合的威胁是如此之大，以至于组织不能受到挑战，在这种情况下，出现的任何健康心智都必须被无情地压制。然而，在其他时候，健康元素和精神病性元素会在人格中表现出一种更复杂的关系。病人的健康心智和对精神分析工作的尊重可能在精神病性攻击中幸存下来，并变得足够强大，以至于他们不能简单地被暴力所压倒。正是在这样的情况下，变态的机制才有可能发挥作用，病人的健康心智部分必须受到诱惑、威胁，并被邀请与精神病性组织勾结。

罗森菲尔德（1971a）描述了病人的健康心智部分被拉进精神病性组织的方式，如下所述：他的描述也说明了这个组织是如何成为一个病人可以撤回的精神退缩。

这种精神病结构就像一个妄想的世界或客体，自体的某些部分倾向于撤回于此。它似乎被自体的一个全能或全知的极端无情的部分所支配，这创造了这样一种观念，在妄想的客体中，可以完全没有痛苦，也可以自由地沉溺于任何施虐活动……

在这个妄想的世界里，破坏性的冲动有时公开地表现出极其残忍，它们用死亡威胁自体的其他部分以维护自己的力量，但更多时候，它们伪装成全能仁慈的或拯救生命的，承诺为病人提供快速理想的解决方案来解决他的所有问题。这些虚假的承诺旨在使病人的正常自体依赖于或沉迷于他全能的自体，并诱使正常的健康心智部分进入这个妄想结构，以便将它们囚禁起来。

(1971a:169–78)

相反的情况也会出现，病人可能会将人格中的精神病性部分投射到分析师身上，然后病人觉得需要保护自己的健康心智部分，以免受疯狂的分析师在寻求完成分析任务时的施虐攻击。

重要的是要记住，即使精神病性组织可以作为从碎片化和失整合的灾难性焦虑中退缩到的地方，在精神病性病人那里，抑郁性情绪仍然可能会出现，而这被认为是无法忍受的。为了避免这种感觉，妄想的精神退缩仍然可能会被认为是必要的，这种感觉可能会很快转变，并与迫害的感觉混淆。如果抑郁性情绪被认为是病人心智健康的表现，那么抑郁性情绪可能特别具有威胁性，因为它们会被认为挑战了精神病性组织的主导地位，并有了与分析师建立基于心理现实而非妄想的依赖关系的威胁。

临 床 材 料

我将试着用一个病人的临床片段来说明其中一些观点。病人 C 先生最近从一次严重的精神崩溃中恢复过来，尽管他刚刚能够回到工作岗位，但他的想法仍然非常偏执和具象。这节分析一开始，他就对那些不公平对待他的雇主，和没有采取任何措施来纠正这种不公平的分析师提出了尖锐的抱怨。接下来，他描述了他母亲在他还是个婴儿时患过的一次乳房感染，然后又带着胜利的腔调讲述了他有伤害分析师的能力。随后，他宣布打算换工作，由于这需要搬到另一个城市，因此这意味着分析的结束。

分析师对失去病人的想法感到悲伤，并诠释说病人想摆脱自己的悲伤，并希望他，分析师，去感受分离和失去的痛苦。病人说："是的，我可以对你做你对我做的事。你在我手里。那有一个平衡。"过了一会儿，他开始抱怨自己中毒了，并开始讨论政府的核威慑政策。他认为这些都是愚蠢的，因为它们涉及彻底的毁灭，但核裁军政策并没有好到哪儿去，因为你不能中和现有的军备。然后他抱怨胃病和腹泻，并说他最近每次分析后都要上厕所。他解释说，为了不被污染了的牛奶感染，他必须把分析师对他说的每一句话都拉出来。

在对分析师诠释的回应中，病人一开始似乎认同他想要分析师感受分离和失去的痛苦，以便实现"平衡"，但过了一会儿他抱怨被下毒。我相信他发现这个诠释是正确的，但有威胁性，因为它使他暴露在悲伤、焦虑和内疚等体验中，而这些都与失去分析师有关。他觉得这种诠释迫使他把这些感觉带回到自己身上，他把它们具象地当作毒药来体验，并试图通过粪便把它们排出。病人担心这种体验会威胁到精神病性组织的统治地位，使他处于绝望的状态。他谈论核灾难的方式表明了他焦虑的灾难属性，而他坚持认为防御核攻击是不可能的，其根源可能在于他确信自己的防御措施无法保护自己免受分析师的话的伤害。他需要分析师认识到，只有分析师同意将与丧失有关的体验留在自己的头脑中，并且避免将这些过早地返还给病人来挑战精神病性组织，他才能与分析师保持关系。在短暂地接触了丧失的体验之后，精神病性组织通过病人的声明重申了自己的主张，即他已经排泄出了分析师说的每一个字。

另一个临床片段

这个病人的精神病性组织的本质和它所创造的从现实中的退缩，在一两周后的分析中得到了说明。一个占据了大部分分析的重要计划是，病人打算成为犹太人，他说，他加强了与犹太人的联系，正在学习希伯来语，并已派人去买以色列制造的祈祷披肩。他被告知割包皮是可取的方式，但并不是必要的，他开始对拥有一条祈祷披肩的想法感到兴奋，并谈到了大卫和歌利亚。

接下来，他又重复了他想在遥远的城市找工作的打算，这意味着分析的结束，而且他开始全神贯注于分析师有个犹太女婿的想法。他抱怨说，他必须努力工作，以获得犹太人的身份认同，而分析师的女儿只需嫁给一个犹太人。随后，他对分析师所在地区的犹太人有越来越多的辱骂，他声称，分析师所在地区的犹太人存在比纳粹更危险的秘密反犹太主义。他还抱怨以色列人，他认为，这些以色列人拖延给他祈祷披肩。

当祈祷披肩终于到达时，他喜悦和胜利地带着披肩来到分析中。他解释说，披肩通过与耶和华的联结给了他确定性，如果他在六年前有披肩，他就不会发生崩溃的灾难了。

分析师诠释说，他相信，在耶和华的帮助下，他将变得十分强大，可以打败敌人，就像大卫打败歌利亚一样，他显然认为这是一个更大的安全来源，他无法从分析中得到。

渐渐地，他的情绪平静下来，他带着更多伤心的感觉解释说，在精神崩溃之前，他不需要披肩这类辅助。他说那时他知道如何生活，他知道"我就是我"。他内心的某种东西已经软化和溶解了。现在有了披肩，他有了不可战胜的力量。他既高兴又悲伤。他常常抱怨因精神崩溃而失去的时间，但现在他觉得他能忍受了。他无法忍受的是，想到有些东西失去了，就再也找不回来了。

在接触到抑郁情绪的非同寻常的体验之后，接下来的几节分析变得极端激烈，他声称他与耶和华将毁灭世界，并谈到人类的灭绝。那天晚上，他打电话给分析师，说他怕把厕所和咨询室搞混了。他打电话是因为他担心明天会忘记这种恐惧，他想让分析师提醒他。在分析中，他说，"你知道，当我暴怒时，我会在你的房间里拉屎。清理是你的事情。他们这样对我，我为什么不这样对你呢？"

我认为，在目前的材料中，可以看到，在大多数时间里，病人是如何固守在一个精神病性组织中的，这个组织使他感到强大，并能恢复他感觉曾对他的心智造成的伤害。这个组织需要以全能的客体们为中心，最终是耶和华本人，他可以通过成为犹太人获得耶和华的支持。如果组织所创造的自我的补丁没有了或者延迟了，他就会惊慌失措，怒不可遏，气氛变得偏执，必须以全能的方式处理。

然而，自他崩溃以来，支配他生活的精神病性组织并没有实现完全地控制，抑郁情绪出现了，并在反移情中首先被体验到。分析师一想到失去病人就感到难过，并被病人渴望拥有一种身份认同所感动。然而，病人发现这种渴望和依赖的感觉是可怕的，我想他害怕的是，正是这种感觉毒害了他，因为他开始意识到分析师的一些痛苦，以象征等同的方式表征为被感染的乳房。他把这些感觉交给分析师去处理，说："清理是你的事情"，然后回到精神退缩。

同时，精神病性组织明显是一个复杂的结构，分析师已经被融入其中。病人把耶和华当作全能的源泉，因为他相信他可以把渺小和受迫害的感觉转变为一种胜利。尽管他表达渴望的方式显然是精神病性的，但不难认识到，他想成为犹太人的愿望和他对分析师的许多抱怨代表了他渴望被分析师接受成为他的儿子，并以这种方式获得他的保护和支持。在这里，分析师被表征成一个强大的耶和华形象，这个形象是从一个更普通、心智健康但软弱的分析师中分裂出来的。分析师的健康心智被视为实现这些无所不能解决方案的障碍，它要么被引诱而默许，要么被全能所压倒。

分析师通过诠释在耶和华的帮助下，病人想要变得强大并打败他的敌人，他认识到病人需要无所不能作为安全的源泉。分析师明白，当病人感到自己渺小，并受到歌利亚式人物的迫害时，他会觉得从分析师所能提供的东西来看，分析师是软弱无能的。这个诠释之后，病人能够承认，自从他崩溃以后，他已经失去了认同感，不再知道"我是我"。他能够对这种认同的丧失表示悲伤，他不相信自己能够重新获得这种认同，尽管他很高兴自己通过祈祷披肩拥有了不可征服的力量，但他显然希望自己能够回到崩溃前的状态，那时他不需要这种全能。

面对现实意味着承认伤害，而这种伤害很可能永远无法得到纠正，当病人感到得到分析师的支持时，他至少可以暂时地与这种痛苦的感觉保持接触，而分析师可以帮助他哀伤自己的能力和客体的丧失。暂时地，他听起来像一个躯体残疾但心智健康的病人，但这种接触无法维持，精神病性力量很快就重新控制了他的人格，试图通过全能来撤销和否认这种伤害。

这个病人，就像西格尔（1956）描述的那个男人一样，表明精神病性的过程并没有完全摧毁以下能力，包括感受抑郁情绪的能力，以及对绝望状态感到担忧的能力，对客体的状态和自己与客体之间关系状态感到担忧的能力。这些接触的时刻产生了发展的可能性，即分析工作是有用的，这种情形真的可能发生。然而显而易见的是，进步具有局限性，而且他面对自己状态的心理现实时必须要接受缺陷感。

第 7 章

复仇、愤恨、悔恨与修复

精神退缩还有一种非常重要的形式，那就是病人内心充满了愤恨和委屈的感受。这一章，我将探讨个体是如何采用这种退缩来防御焦虑和内疚的。病人感到受伤和委屈，但无法公开向那些让他们受委屈的客体表达攻击，因此也无法表达自己复仇的愿望。有些病人由于害怕被打击报复，压抑了自身的愿望。但在我要阐述的这类案例中，病人的压抑看起来与恐惧相关，害怕自己的复仇过于强烈，并感觉自己马上就要实施复仇，病人意识到了自己的欲望，他甚至在幻想中已经实施了复仇，由此带来的焦虑和内疚让病人无法面对。

第一个病人，D先生，他无法承认对我的憎恨，所以他用礼貌恭敬的态度代替了直接的攻击。他使用全能躁狂的防御机制，不断地、无情地寻找更新更好的客体来替换自己现有的客体，从而间接地实施复仇。在他的分析中，他一直无视我的诠释，频频地背过身去，让我感到被抛弃和虐待。这往往是一种复仇，通过这种逆转机制，他用他在日常生活和分析中所感受到的方式对待我。他与一个全能组织结盟，这个组织引领他进入一种躁狂的心理状态，从而保护他免受内疚的侵害。在躁狂状态下，全能感能够弥补对客体带来的任何伤害，所以个体不需要考虑客体的状况，也无须感到内疚。

第二个病人，E先生，没有那么狂躁，他的退缩充满了被动感，他把责任投射到客体身上，等待他们主动承认自己是罪魁祸首。这使他进入了一种受虐状态，长期遭受着痛苦，与此同时，他觉得在这样的迫害下，自己十分委屈但又不得不忍受甚至配合。偶尔，他能意识到自己的仇恨对客体造成了伤害，但他也常常认为自己没有必要感到内疚。因为长期的满腹委屈，他觉得自己才是占据真理和正义的一方。

这两位病人，当他们从精神退缩中走出来并面对他们的心理现实时，问题就突显出来了。此时，他们开始隐约地感到，在他们的幻想中客体已经陷入了某种状态，这让他们十分恐惧，并遭受焦虑和内疚带来的恐慌。对D先生来说，他的恐惧主要源于这种与现实接触的时刻，这主要与他极度抑郁的过往经历有关。他非常害怕，担心抑郁再次复发，所以每当有一点抑郁的感觉出现，他就会赶快撤回到组织的保护之下。在我看来，在潜意识层面，他感觉到，客体之所以处于这么可怕的状态，是因为自己实施了残忍无情的报复，另一个原因是，当他躲藏于精神退缩中时，他否认自己对客体的忽视和仇恨负有任何责任。在这里，人格病理组织起到了防止内疚的作用，但该组织的运作最终仍旧导致了内疚。

当E先生能够放下某些愤恨和被动性之后，他能够更开放更主动地攻击自己的客体，在这之后他对自己抑郁的恐惧感有所减少，也能够更多地接触到一些丧失的体验。他之所以能够进行这种攻击，是因为他有一个更坚定的信念，即爱的能力会在表达憎恨的过程中幸存下来。这种爱的能力激活了责任、悔恨和遗憾的感觉，进而激发了修复的愿望。

当两个病人试图逃离人格病理组织的时候，他们的核心议题是能够忍受这种内疚感（Steiner, 1990a）。如果它是可以忍受的，就像有时在E先生的案例中能看到的那样，那么病人觉得可以尝试冒险，试着从组织中脱离出来；而如果它是无法忍受的，就像D先生的案例一样，那么病人觉得应该放弃自由，在精神退缩中再次寻求组织的庇护。

在这些案例中，病理组织的作用是试图保护客体和逃避内疚感，但事实上，它只会将表面的攻击转化为更隐蔽和更长期的战役。个体害怕暴力、害怕公开表达愤恨和破坏性，这使客体进入了一种特殊的状态，没有被摧毁或者也不允许消亡，而是被折磨、被摧残以及拖入一种半死不活的状态。个体从未公开实施复仇，也从未放弃复仇。

个体试图阻止这种肆虐的暴力，反而造成了无边际的复仇，而这种复仇与客体有非常密切的联系，客体必须得以保存，以保证这一进程能够继续下去。病人显然采用了人格病理组织来消除破坏性因素，但结果只是取得了部分成功，因为这个组织既保护了客体，又实施了复仇。

一旦病人建立了这类精神退缩，就很难放弃，一部分是因为委屈感为他提供了一个聚焦点和目标，另一部分是因为获得了其他方面的满足，比如说与胜利和受虐有关的满足感。有时，病人似乎还会"喂养"或"护理"这种委屈感，并通过"扒开旧伤口"而获得满足。病人的这些表达暗示着，这种愤恨可能与早期的经历有关，比如断奶，或者当新婴儿降临，家中经历了看似不公平的事件，或者病人感觉被背叛和被冤枉。伤口所造成的结果可能会与自恋融合在一起，由此错失了愈合伤口的恰当机会。在这种情况下，病人可能会认为，那些使他受委屈的客体糟糕至极，永远无法原谅，与此同时，他内心的愤恨和复仇的愿望十分强烈，同样无法被忽略和遗忘。结果就是，即使丧失似乎是可以承受的，个体也会呵护这些伤害，这样，他就可以持续停留在不公正感当中，拒绝承担责任。病理组织支持病人并帮助他逃避内疚感，病人认为这种内疚感是客体应该感觉到的，而不是自己该有的感受。同时，病人深信自己无法承受这种内疚感，这一信念导致了一种极端僵持的局面，即病人抵制做出改变，分析的进展受阻。

这类情况的一个重要特征是，病人似乎将注意力指向将来。当前，他忍受着受虐的痛苦，但他生活在希望当中，期待未来终有一日正义能够来临，他将一雪前耻。愤恨，以及希望获得赔偿，成为对当前现实的一种防御，特别是对丧失体验的防御，因此，它干扰了个体的哀悼和发展 (Potamianou, 1992)。当怨恨和仇恨占据主导地位时，病人内在关系的心理现实反映了这样一个事实：只要仇恨和复仇的愿望仍然存在，破坏性攻击就已经发生并持续发生。对客体的仇恨，这个存在本身就意味着在个体的潜意识幻想中，他已经发动了攻击，客体已经被破坏。这些攻击的证据可能出现在梦、幻想和其他材料中，但在精神退缩中，它们的存在或意义是被否认的。只要仇恨得不到承认，攻击就可以在没有任何责任感、内疚感或冲突的情况下继续。

然而，在某些情况下，病人能够短暂地从精神退缩中走出来，从而这种备受折磨的感觉变弱，他对客体能有更加开放和直接的冲动表达。如果他能与他的心理现实保持充分且足够的联系，既承认他的仇恨（这会导致毁灭客体的愿望），也承认他的爱（这会让他感到悔恨和遗憾），那么发展就可以继续。一旦他接触到客体的现实状态，他就能意识到自己的仇恨造成了损害，他也可以与哀伤有关的丧失所带来的丰富而痛苦的体验斗争。由于哀伤是通过逆转投射认同的方式进行的，因此主体能够重获先前被丢弃的那部分自体（见第5章）。悔恨和内疚感慢慢涌来，忍受这些痛苦的能力，以及在这些感受中存活下来，这会引领个体进入抑郁位，此时，丧失得到承认，个体能够逐步形成修复的能力。对于其他病人而言，与幻想中受损客体的任何接触都会导致恐慌，并立即返回精神退缩中。

临 床 材 料

第一位病人，D先生，是一位研究员，他在竞争激烈的学术领域工作，这个环境的竞争有时是致命的。他像往常一样，高调地加入了一个新环境，并有了一个充满希望的开始，但最终以失望收尾。他之前在一所大学担任学报编辑，在那里他经历了人生的第一次升职，但随后被学校解雇，此后他变得十分抑郁。他寻求分析的主要原因是，他想避免再次回到抑郁状态。事实上，他工作的情况越来越不稳定，部分原因是他受不了批评，因此多次与上级发生冲突，这又导致了他产生极端愤怒的反应，但他不得不压制这种反应，以确保自己的生存。

他否认自己卷入了这场竞争，就像他否认对姐姐的嫉妒一样，他姐姐不搞学术，已结婚生子。他意识到姐姐给父母带来了快乐，但他认为只要自己能取得研究上的成功，并在这种成功的加持下娶到他父母所认可的妻子，他就会轻而易举地超越姐姐给父母带来的这种快乐。

他花了大量的时间去做计划，调到不同的部门、不同的国家，甚至不同的研究领域，这么做让他在幻想中赢过了同事和老师，尽管如此，他不觉得这些行动中存在着复仇的态度，他也否认对那些经常忽视他的重要性和阻止他进步的人有任何仇恨。

在一节分析的开始，他描述了前一天在他隔壁办公室举行了一场会议。那是一位高级讲师的房间，但他并未被邀请参加，这戳破了一个事实，系里没有他的位置。后来，他和这位高级讲师进行了一次严肃的谈话，后者给他提了一些建议，帮助他如何更好地处理自己的问题。他被告知自己做了冲动的决定，是不可靠的。病人顺从地回答说，自己完全同意这一说法，感激系里为他所做的一切。事实上，他经常轻蔑地评论这位讲师和院系，他认为自己高人一等，且终有一日将向所有人证明，在另外的环境中他将获得极大的成功，但在这实现之前，他要保持沉默。

接着，他兴奋地谈到新机会和系列研究计划，但听起来有些缺乏信心，他补充说，他认为我会对他感到失望，因为我会把这些视为一个循环的重复，认为他"回到了原点"。他说，他发现他不再告诉我一些事情了，就好像分析也要结束了。例如，上周五，他邀请了一个新结识的女孩约会，这个女孩非常有魅力，但他随后说到，他对女孩缺乏热情感到有些失望。他与前女友分手已经一年多了，但是仍然会给她打电话，详细地讨论自己的新工作和身边新结识的女性。现在，他抱怨道，他给前女友留了个电话语音，但她一直没回电话。在分析中，他开始猜想，是不是因为他最近在电话中提到了手淫。她说过"真恶心"，也可能是"真可怜"？他说这不是前女友的风格，她不会对另一个人的不幸感到厌恶。

我诠释说，当他讨论如何离开工作和离开分析的时候，他害怕我会因此感到厌烦。在分析中，他高谈新工作和新女孩带来的兴奋，好像这里没我什么事情，就像在办公室举办的高级讲师会议，他也被排除在外一样。现在他担心我就像他的前女友，而他又回到了原点。分析之初他满怀热情，但现在他感到十分伤心和委屈，简直让他难以忍受。

据此他的反应是，他说他看到了所发生的一切，但是他必须要这么做，他相信我能理解。我诠释说，他希望我能看到他感到自己别无选择的状态，而他必须要对我所说的话置之不理，就好像这些都不重要，就像他被迫转到其他部门一样，这些意味着分析的结束，而他的感觉又回到了原点。我告诉他，他无法忍受的实际情境是，在隔壁办公室举行的会议让他想起我是一个独立的存在，想起他被排斥在外的时光。这种感觉在假期或周末即将来临时会变得十分明显。特别是在上节分析中我告诉了他我休假的具体日期。

他说，他能感到我讨厌他在我面前变得傲慢和轻蔑，我认为他感觉我是很容易被影响的，也很脆弱。不过，他补充说，当我谈到假期之类的事情时，这对他没有任何影响，他认为自己有一个盲区，因为他一直都不明白我为什么经常这样做。他发现他的注意力转向了别的事情。虽然他认为我是对的，他确实讨厌高级讲师、教授和他的父亲，但他对我没有任何敌意。我诠释道，虽然他保持着冷静和优越感，但当他感到我对他失望时，他很沮丧。我想，他把我当作一个只保护自己的人，在他的面前反而表现得较为优越，并试图让他觉得自己十分依赖分析。

尽管我们能明显地看到，他对父亲、教授和女朋友的依赖在幻想中得到了巨大的逆转，而且他能够意识到在这些关系中他想扭转局势，但他否认自己有任何仇恨的感觉，他也没有把这些幻想与复仇的愿望联系起来。他也不能承认他对分析的仇恨，意识层面他十分珍视分析，放弃分析也只是迫于环境的原因。他能容忍我锲而不舍地去诠释周末和休息时间对他的影响。抛弃了公开复仇的暴力，取而代之的是他撤回到精神退缩中的残酷现状，在精神退缩中，我被认为是一个无足轻重的人，不配被攻击。他把我圈禁起来，被迫听他描述那些把我排除在外的新的关系计划。在他的描述中，我好像是一个能够宽容和理解他的人，但我想他至少有一部分意识到，我经常被激怒，会感到恼怒和愤恨。

两节分析后，他开始讨论一些创业项目，其中包括将他的一些研究想法推销给一群实业家，然后他描述了他与一位理工学院教授的一次面试，这位教授正考虑为他提供一份工作，结果他发现这份工作的层级比自己预期的低太多。他不愿意接受这个级别的工作，但他认为他会挑拨这个部门与另一个他更有可能加入的部门的关系。他说，他不想像上次那样，在他试图离职的时候断绝了后路。在一次家庭庆祝会上，他开玩笑地给姐姐的小孩喝了一口香槟，他的父亲很生气，特别强调那不是他的孩子，他没有这么做的权利。自从经历了这次事件后，他一直疏远父亲。他不得不压抑自己的愤怒，而作为回应他拒绝母亲的晚餐邀请。

一想到要断绝后路，他就更加害怕我不想让他回来，因为他一再用各种各样得意扬扬的计划来破坏我的善意。我想这可能让他产生了短暂的丧失感，让他很恐慌。一两秒钟后，他又恢复了之前的心情，继续讲述他另一个女朋友如何嘲笑他这次在理工学院的面试。部门负责人是典型的"聚乙烯*"型，视野狭窄。那份工作教学量巨大，几乎没有科研内容，是一份朝九晚五的办公室工作，不需要激情和创造力。在这种情况下，他不能忍受从退缩中现身，于是又回到了胜利的躁狂中。

第二个病人 E 先生，他能在各个层面很好地利用分析，他工作很成功，婚姻生活也越来越美满。在分析过程中，有时一些情境会让他产生"坏"的想法，然而在过去，这些情况常常让他觉得自己都是坏的，不能被原谅。事实上，当他是个小婴儿的时候，他母亲是抑郁的，会让他一个人哭很久。我想，他一定觉得自己全是坏的，是他制造了如此的抑郁和绝望，这使得他一度确信他母亲和现在的我都不想要他，想让他去死。

他应对这种恐慌的办法是，他总是理想化自己的逻辑和思维，通过让自己觉得这些都是有价值和被赞赏的来安抚自己。如果我对此有异议，他会觉得我在否认他的美德，是在审判他，这让他感到非常难过，他根本不相信我会想要跟他工作。当我的赞赏并不能安慰到他的时候，这意味着我不喜欢他，我把自己的抑郁

---

* Poly，也指理工学院。此处形容该教授过于传统、无聊和没有创造力。——译者注

归咎于他，并希望他死。这曾经使他充满仇恨，并让他产生了更多的"坏"想法。然而，如果我赞赏他，他会觉得他能够邀请我进入一个组织内与其共谋，帮助他否认自己的攻击性和破坏性。在精神退缩中，理想化和委屈都被同一个组织所支撑，而憎恨的感觉主要集中在我拒绝与其理想化同盟。

对于我的失败和缺点，他的反应很特殊。显然，我做了一些糟糕的事情把他排除在外，使他感到不被喜欢和不受欢迎，但除此之外，还有一种背叛的感觉，使他的愤怒和愤慨更加强烈。我感到自己做了一件不可饶恕的事，举止出格且不称职，所以我并不适合做一位精神分析师。他并没有把我当作一个好与坏的混合体；我全是坏的，且必须表现如此。这些情况非常令人不快，他经常成功地侵蚀我对工作的信心，丧失对自己诚信品质的信念，特别是当我做了或者没做某些事情的时候，更有理由感到自己很糟糕。与此同时，他为我提供一条出路。如果我同意与其共谋，参与其理想化的防御，一切都会恢复正常。

一天，在分析开始时，他说，他走进大楼时感到有点不舒服。候诊室有点奇怪，他注意到我下来接他时打了个喷嚏。他希望我没有感冒，并意识到我最近一直处于紧张状态。事实上，我请了一周的假，他知道那与我几周前的丧亲经历有关。

他接着说，作为一名政治记者，他度过了一个相当不错的周末，大部分时间在参与一个政党议会。周六，他焦躁不安，做了很多梦，但只记得一个片段。他把一块粪便放在一个礼品盒里，作为送给某人的礼物。人们对此发表评论，有人说这是焦虑的结果。还有人说，是他想把事情搞得一团糟。

他认为这个梦与党政议会有关，他把梦与同事之间的竞争感联系起来。然后他想起了在周五的分析中，他有受伤的感觉，当时我把他对逻辑的运用解释为一种理想化的产物，他以此掩盖了真实的感受。这使他想起了在前面的分析中，有几次他感到深受我的迫害。在这些时候，他觉得他试图带给我的一切都被拒绝，他感到恐慌，因为他说的话没有什么是我能接受的。

他继续谈论议会，在那里他遇到了一个朋友，他的朋友告诉他，曾与他共事的一位国会议员病得很严重。他对此人生病一无所知。他确实给这个人打过几次电话，向其施压，索要自己写文章所需的一些资料。他最初的想法是焦虑和遗憾，但很快被他所谓的"肮脏"想法所取代；也就是说，因为这位议员拒绝帮助自己，所以他罪有应得。

我认为，对于我休假一周，他的感受很糟糕，他不知道具体发生了什么，这让他感到被拒绝和欲求未满。对议员的"肮脏"想法与如下想法有相似之处：因为我把他排除在外，所以我也罪有应得。然而，他也看到我还没有完全从丧亲之痛中恢复过来，他感到抱歉，并有足够的好的感觉来认识这种想法是"肮脏的"。

我诠释说，他仍然对自己的"肮脏"想法感到糟糕，但并不像以前那么糟糕，因为他也觉得，当他让我难过的时候，他有一种好的情感，那种后悔和悲伤的感觉。这意味着他不再像以前那样惊慌失措，但他仍然不确定是否可以承认这是一个坏的想法，还是需要把它包装成好的东西。他还是想从我这里得到安抚，因为这种怀有敌意的想法被包装得很好，而且有焦虑的原因，所以这个想法并不是很糟糕。这就意味着他不能受到指责，如果我不认同这一点，那我就很容易成为不公正对待他并对他怀恨在心的坏人。我把这一点和梦中的不确定感联系在一起，粪便是否源于焦虑，也许是婴儿想要治愈抑郁母亲而给出的礼物，或者源于想要破坏的渴望。他回应道，他费了那么大的劲儿为我做这件事，而我却没有感激他，他也感到被拒绝了。

显然，当他感到非常羞愧的时候，他坚信自己是不会被接受的，这就导致了焦虑，甚至升级到恐惧，因为被人憎恨就等于被抛弃，任其自生自灭。现在，情况似乎发生了变化，他不再像以前那样明显无法承受那些体验。如果他能承认他想复仇，并通过破坏我的工作来达到复仇的目的，他就会感到内疚，而这接下来又会导致后悔以及修复关系的愿望。当他觉得自己想通过送礼物来解决问题的努力受挫时，这种破坏的愿望就特别强烈，因为我没有认识到他的仇恨中夹杂着好的品质。

讨　论

我所讨论的这两位病人都对他们遭受的冤屈怀有愤恨。尽管这两个病人在心智构成和使用的防御手段上大有不同，但他们都怀有怒气，无法从中解脱，也从而意识到自己有破坏客体的愿望。事实上，当他们心怀不满地退回精神退缩中时，虽然暴力表现并不明显，但是仇恨的威力依然强大无比，因为它慢慢地、更秘密地毒害了病人的人际关系，使他们做出自毁行为。

每个人都从他们的精神退缩中走出来，且至少短暂地直面了摆在眼前的心理现实。在 D 先生的例子中，我认为这种情况发生在他认为我会把他看作"回到原点"，以及当他开始害怕自己已经"断了后路"时。这些例子似乎说明，当病人感到被丧失所裹挟，他陷入惊慌失措中，并突然回到一种狂躁的优越感。仿佛他相信任何丧失的经历都会使他陷入他所害怕的抑郁之中。E 先生能够在较长一段时间内保持与丧失的联结，并承认他对议员的憎恨和他想要报复他的愿望。此外，他还能将这个愿望与对分析师类似的愿望联系起来，并能识别出他所说的"肮脏的想法"。这使他在接受丧失和做出修复方面取得了一些进步。然而，即使如此，联结的时间不能过长，从撤回到精神退缩中，再到从精神退缩中出来的过程是持续往复的运动。

两个病人都面临着第 3 章所描述的抑郁位的临界点，当不得不面对放弃对客体控制的任务时，就会出现这种临界点。只要他们紧抓不放这种愤恨不满，客体就被占有和控制，所以他们仍然卡在抑郁位的第一阶段，即否认丧失。如果要修通抑郁位，允许客体具有独立性，那么这个阶段是必须要被克服的。克莱因（1935）把这种情况描述为理解"丧失所爱客体"的基础；也就是，当"自我完全认同内化的好客体时，同时也意识到，自己没有能力保护和维护自己不受内化的迫害性客体和本我的侵害"（p. 265）。有些病人能够放弃对客体的全能控制，允许他们离开，并面对这样一个事实，即在心理现实中，这意味着允许客体死亡。

其他病人则惊慌失措，撤回到精神退缩中寻求保护。

温尼科特（1969，1971）在区分他称之为"与客体产生关联（relating）"和"对客体的使用（use）"时，讨论过这个问题。在"与客体产生关联"这一特殊含义中，病人通过克莱因所说的投射认同，全能地拥有和控制客体。为了放弃这种控制，使客体能够"置于主观现象之外"，温尼科特认为客体必须被主体摧毁。当外部客体在攻击中幸存下来，而后能够再次返回，这就使得一种新的关系成为可能，即"使用客体"，也就是说，在这种关系中，客体是真实的，并已经不再受到病人的全能控制（Winnicott，1971:90）。

不幸的是，在攻击中幸存下来的客体的再次出现也可以用来否认攻击的真实性，并使病人确信没有必要悔恨或内疚。当这种情况发生时，客体的存活有助于帮助病人回避他曾经短暂接触过的心理现实。在某些情况下，病人意识到，尽管客体在攻击中幸存下来，但在病人的心理现实中仍然是受损的，并且客体的返回并没有消除病人想要摧毁他的愿望。同时，病人必须放弃自己的全能信念，即认为客体的命运完全掌握在他的手中，因为客体的独立性是值得赞赏的。个体必须面对内疚，这与客体的丧失一定是相对应的。这种丧失必须得到承认和哀悼，这也包括病人全能感的丧失。如果分析师能够不通过报复或者共谋的方式回应，不见诸行动，那么他就可以支持病人，帮助他在自己的内在世界中存活下来。尤其值得一提的是，分析师能帮助病人解构事件，在许多情况下，可以帮助他找到积极的情感，这可以减轻他的仇恨。正是这些富有爱的感情，加上对破坏性愿望的承认，才使人们能够获得修复。

在这种情况下，修复往往采取宽恕的形式，因为要修复关系，病人必须感到既能宽恕他人，也能被宽恕。如果他要改变并获得发展，最终，他必须原谅客体所犯下的错误，但他能做到这一点的前提是：他确信无论自己做过哪些事情和希望做哪些事情，他都能得到宽恕。雷伊是为数不多从这个方面讨论修复议题的分析师。他描述了如何基于临床经验将"宽恕（forgiveness）"定义为一个核心概念。

> 任何没有被宽恕的人，都不会拥有被宽恕之感。这导致对客体复仇的欲望持续活跃，因此感觉客体仍在伺机复仇，并没有宽恕……只有当超我变得不那么残忍，不那么苛求完美的时候，自我才有能力接受一个没有被完美修复的内在客体，才能接受妥协、宽恕和被宽恕，体验希望和感激。

（Rey，1986:30）

宽恕需要我们认识到好的和坏的感情并存：因为足够的坏，所以有理由感到内疚；因为足够的好，所以值得被宽恕。我们需要相信这对我们自己和我们的客体都是真实的。复仇的愿望必须得到承认，我们必须承担对客体造成破坏的责任。这意味着，要得到宽恕，我们必须接受我们本性中的坏因素，但必须有足够的好的感觉，让我们感到遗憾，并希望做出修复。

在我描述的案例中，核心问题似乎是病人觉得我做了不可宽恕的事情，这让我想到了一个问题：为什么病人不能去宽恕？我得出的结论是，复仇是一个复杂的现象。它往往始于一个真实的或想象中的冤屈，而这个冤屈只会激起人们对正义和合理补偿的愿望。当伤害和委屈不仅发生在自己身上，而且发生在以家庭或团体为代表的好的内在客体中时，复仇的愿望就显得尤为迫切。因此，在意识层面上，复仇的目的可能是为受伤的客体洗脱冤屈，恢复家庭荣誉。复仇在这里开始作为一种生本能的表达，并要求我们站起来反抗那些伤害我们和威胁我们的人。

事实上，正义很少能够以适当的方式进行斡旋，正义未能得到满足，可以让其他动机能够依附于最初的正当理由。基于自恋的旧创、贪婪、妒忌、俄狄浦斯的竞争，尤其是根植于妒忌的原始破坏性，接管了复仇的永不满足的本性，如果不加以抑制，后果将是毁灭性的。当死本能占据主导地位时，复仇不会得到满足，除非客体和自体被完全摧毁。

正是由于上述这些特征，公开表达复仇变得十分危险，因为它会激活两种恐惧，一种是害怕被更强大的客体报复，另一种是，当个体成功并过度地实施了复仇，由此产生的内疚感会让他恐惧。病人被困在一个致命的内部情境，他倍感冤屈，但无处寻得公道。他退隐到精神退缩中，在这里，他被一个复杂的客体关系网保护着，这个关系网通常包括强大的、无情的破坏性客体，充当黑手党式的帮派。这些帮派擅长复仇，并通过承诺最终消灭病人的敌人来控制病人（Rosenfeld，1971a）。

　　病理组织的运作发生在潜意识幻想世界中，有时是部分有意识的，但被小心翼翼地阻止，使其无法公开地见诸行动。外部情境被小心翼翼地保护起来，但是在幻想中，攻击造成了如此严重的破坏，其后果太可怕了，让人难以面对。由此产生的内疚感变得难以忍受，通过投射认同的处理方式，内疚感属于客体，并且它在那里变得与客体自身的坏别无二致。结果是，病人面对的是一个如此糟糕的客体，它是不能被原谅的，它是不能推卸责任的，而必须被惩罚或摧毁。然而，重要的是要明白，从病人的角度来看，是精神分析师无法承认自己的坏，无法面对自己的内疚感。病人对这个情境的体验是重复性的，客体将坏的部分归因于他，客体要求他接纳坏的部分并修正过来，不再像之前那样认为这些坏是客体的错。有时，让病人看到分析师能够审视他对僵局的责任，并能直面自己的行为所带来的内疚感，这一点至关重要。

　　正如精神分析中的许多主题一样，冲突的结果取决于生本能与死本能、爱与恨、善与恶之间的平衡。归根结底，正是由于仇恨操纵的恐惧使得人们无法承认内疚感的存在，并倾向采取全能的解决办法。

　　我的病人，D先生，他不相信自己有足够的好的感觉去冒险承认内心的复仇冲动，并能够保护他的客体不被复仇所伤。他与内在好体验的源泉的关系是不安全的，当他意识到他对客体的憎恨时，他感到恐慌。他觉得必须要投射出去这种坏，并用全能躁狂的虚假修复来否认它。E先生更相信内在好的源泉，并可以与之认同，例如，他能意识到粪便的礼物代表着一种强烈的矛盾心理。这至少让他暂时相信他可以被原谅，并不必否认他的仇恨和破坏性的"肮脏"想法。但这样的进展始终让人感到不安，所以他从避难所中现身随后又再次撤回到避难所，这一循环在所难免。然而，当这些在与分析师的关系中反复出现时，病人对已造成的伤害的识别能力会有所提升，与抑郁情绪共处的时间也会越来越久。

第 8 章

精神退缩与现实的关系

我们已经看到精神退缩是如何代表一个地方，让人在那里寻求暂时的焦虑缓解，这或多或少是通过与现实脱离接触来实现的。在一些精神病性的精神退缩中，与现实的脱离可能是极端的，但在大多数精神退缩中，一种与现实的特殊关系建立起来，在这种关系中，现实既没有被完全接受，也没有被完全拒认。我相信这构成了与现实的第三种关系，它形成了这个精神退缩的固定特征，我将在这一章对此加以描述。它与弗洛伊德（1927）在恋物癖案例中所描述的类似机制有关，这些机制在变态中扮演了重要角色。

如果自体被投射的部分不能从客体中撤出并回到自我中，就会产生僵化的结果。正如我们所看到的（例如，在第5章中），这个任务需要一种面对现实的能力，以便哀伤能够进行。即使达成了部分的接触，逃避往往也足以阻止接受丧失，从而干扰哀伤的修通。这样的精神退缩导致对丧失体验的逃避，结果哀伤只能进展到第一阶段。在这一阶段，客体是被占有的，而没有被放手。被投射的部分不会从客体中撤回到自体，于是与自体失去的部分保持接触的唯一方法，是通过占有性地抓住客体，因为客体中有自体投射的部分。因此，人格病理组织的原始僵化形式并没有通过体验而改变。

如果通过从现实中脱离得到的喘息只是局部的和短暂的，那么情况可能不太严重。但如果它变成长期的或永久的，问题就会出现。精神退缩可能变成规律的特性，它不再是一个临时的收容所，而是一种生活方式，病人可能会住进一个他认为比现实世界更合意的梦想或幻想世界。

虽然我们通常把"变态"这个词与性变态联系在一起，但越来越多的人意识到这个概念有更广泛的含义。一些当代精神分析师（Chasseguet-Smirgel，1974，1981，1985；McDougall，1972）已经开始强调在变态中失真地表征现实的方式，其他人（Money-Kyrle，1968；Joseph，1989；Britton et al.，1989）则描述了在性领域之外的变态扭曲。可以将这些发展视为对心智状态的反映，在这种心智状态下，现实是同时被接受和被拒认的。

大多数字典对"变态的（perverse）"和"变态（perversion）"这两个词的定义都强调了"背离真理"的主题。因此，《简明牛津英语词典》（*Shorter Oxford English Dictionary*，1933）将"变态的"定义为"背离正确"。在法律用法中，它指的是"背离证据的分量或判断的方向"的裁决，它也意味着一定的任性。由此，第二个定义是"固执或执着于错误的东西，一意孤行的或执拗的"以及"固执地倾向于反对真的或好的，或者走到合理的和必要的反面"。名词"变态"的定义是相似的，并提醒我们，在宗教语境中，它是"皈依"的对立面。动词"使变态"的定义包括堕落或使人误入歧途，偏离正确的观点或行为。有趣的是，除了最近的版本，字典里都没有出现或者只是简单地提及了变态作为一种反常的性行为的意思。让我吃惊的是，在目前对变态机制的思考中，更多地转向了这个词的非正式字典含义，将性变态视为更普遍地偏离真理和正确的变态态度的一个特殊例子。

除了背离正确的这个要点之外，在这些定义中还有两个隐含意义，这在分析中是很重要的。首先，假定了有一定程度的任性、顽固或固执，这表明变态者并非没有关于对错的洞察力或在选择哪条道路上没有冲突。这种任性暗示着，至少在某种程度上，他知道什么是真实的，什么是正确的，但他却背离了它。我要论证的是，变态的特征正是变态者既知道又不知道，以及同时持有而又明显地调和两种态度的方式。

其次，至少在及物动词"使变态（to pervert）"中有这样一种暗示：某人被一个反对真理和正确的机构所扭曲、引入歧途或腐化。稍后我将试图展示在人格病理组织中，各种联盟是如何形成的，如何导致了力量之间复杂的勾结，而这些力量往往是善与恶的代表。病人常常感到自己是被迫屈服于压力的受害者。在变态中，这种屈服可能带有一种洞察力，受害者可能不像他起初看起来那样无助。这个主题将在下一章（第9章）中加以探讨，我将从所涉及的客体关系的角度来研究精神退缩的变态特征。我将强调人格病理组织的结构，描述构成组织的自恋帮派的成员是如何通过变态的互动聚集在一起的，而施虐常常在其中扮演着突出的角色。

关于变态的本质已经讨论了很多，我在此不做过多回顾。大多数作者都强调弗洛伊德早期将婴幼儿性欲描述为"多相变态（polymorphous perverse）"的观点。临床中的变态被单纯地认为是婴幼儿的变态模式在成年时期的持续，与神经症的情况相反，它们没有被压抑。正是这个概念导致了著名的、相当具有误导性的格言："神经症可以说是变态的反面"（Freud，1905b）。弗洛伊德（1919）后来阐明，而且大多数作者也同意，变态和神经症一样，是冲动、防御和焦虑之间互相冲突形成的妥协。在《一个被打的小孩》（A child is being beating，1919）中，弗洛伊德强调了俄狄浦斯情结的焦虑，并将施受虐幻想视为对抗这些焦虑的防御。

吉莱斯皮（Gillespie，1956，1964）巧妙地回顾了相关的研究，他讨论了萨克斯（Sachs，1923）在这个主题上的一篇有影响力的论文，他认为自我与本我经过讨价还价，允许在自我和谐中保持某些变态的行为，以换取本我同意压抑大部分的婴幼儿性欲，尤其是与俄狄浦斯情结有关的那些方面。

格拉瑟（Glasser，1979，1985）、劳弗和劳弗（Laufer & Laufer，1984）、索卡里兹（Socarides，1978）、可汗（Khan，1979）以及斯托勒（Stoller，1975）都强调了变态的防御功能，其与俄狄浦斯情结焦虑的关系，以及客体关系的情欲化的重要作用。吉莱斯皮（1964）提到了变态中对现实的失真表征，这个内容主要在法国精神分析师那里得到了保留，特别是查瑟格特–思米格尔（Chasseguet-Smirgel，1974，

1981，1985）和麦克杜格尔（McDougall，1972）在变态研究中给这个主题赋予了中心地位。他们讨论了变态者与现实的关系，特别是两性差异和代际差异的现实，并认为一个变态的世界在对现实世界的歪曲和失真表征中被创造出来。

我相信，这些失真表征是理解变态的核心，它们产生于一种相当特定的机制，在这种机制中，现实的矛盾版本被允许同时共存。这是弗洛伊德（1927）在他对恋物癖的研究中非常清楚地描述的一种机制，然而，它的应用比弗洛伊德意识到的更为普遍，它不仅是所有性变态的核心机制，也是其他领域中变态机制运作的核心。这个机制是人格病理组织运作的特征，并且在许多类型的精神收容所中运作，那里提供了从现实中的退缩，同时又允许一定程度的与现实的接触。

弗洛伊德对恋物癖的讨论

在变态中，现实被失真地表征，我们对于这种表征方式的理解始于弗洛伊德（1927）对恋物癖的讨论。弗洛伊德认为，没有阴茎的想法与阉割有关，男孩害怕如果妈妈能失去她的阴茎，那么他也可能失去他的。他认为，恋物癖是这个小男孩曾经相信的女人阴茎的替代品，而且他在面对物质现实的证据时不想放弃这个信念。

很明显，弗洛伊德的主题比恋物癖这一具体问题要深入得多，而且涉及个人与现实的关系。弗洛伊德（1923）开始讨论这个问题，他提出，当儿童面对现实时，儿童持有一个强力的假设，即性别之间没有差异。把这种信念与孩子感知到的世界现实接轨，必然导致孩子对自己的原始理论的放弃，弗洛伊德指出，这一成就的达成可能需要克服巨大的阻抗。他引入了一个非常重要的观点，来自孩子假设的信念和来自其观察的信念可以共存。我相信这种共存导致了与现实的第三种关系，这是变态的特征，在人格病理组织中通常会使用。

弗洛伊德在一篇较早的论文中写道：

> 我们知道，对于没有阴茎这个第一印象，孩子们会怎样反应。尽

管如此，他们拒认这一事实，并相信他们确实看到了阴茎。他们掩饰观察和预想之间的矛盾，告诉自己阴茎仍然很小，很快就会变大。

(1923:143)

这一点在一篇关于恋物癖的著名论文中有详细阐述：

孩子在观察过女人之后，并没有改变他认为女人有阳具的信念，他坚持认为看到的不是真的。*他保留了这个信念，但也放弃了。*不受欢迎的知觉力量和要保持愿望的力量之间发生了冲突，在冲突中达成了妥协，这只有在思想的潜意识法则——初级过程——的支配下才有可能。是的，在他的心目中，女人无论如何都有一根阴茎，但这个阴茎已经不再是以前那个样子的了……另一种东西（恋物）取代了它。

(Freud, 1927:154；斜体字是我加的)

同样，在1940年，弗洛伊德提出了类似的观点。

他（早期）对女性生殖器的观察可能让我们的孩子相信了这种可能性。可是他并没有得出这样的结论，因为他实在不愿意这样做，而且没有什么动机迫使他这样做。恰恰相反，不管他有什么疑虑，一想到缺失的东西还会出现：她以后会长出一个（阴茎）……他的感觉平静下来了。

这种处理现实的方式，*几乎可以说是巧妙的*，对于男孩的实际行为有决定性的影响。他继续手淫，好像这对他的阴茎没有任何危险的意味；但与此同时，与他表面上的大胆或冷漠完全相反的是，他逐渐形成了一种症状，这表明他仍然认识到了危险。

(Freud，1940:276-7；斜体字是我加的)

弗洛伊德在这里讨论的是性变态和孩子难以接受的人生事实，即从他的观察中浮现出来的，女人没有阴茎这一事实。这是确立两性差异存在的核心事实之一，可以被认为是人生的事实之一。我将追随莫尼-克尔（Money-Kyrle, 1968）的观点，认为人生中还有其他一些事实也会遭遇类似的命运，它们往往也会被同时接受和拒认。在这种背景下，值得指出一个很有趣的点，弗洛伊德在关于恋物癖的论文中给出了两个例子，这两个例子都与女性阴茎或恋物癖毫无关系。他的病人都无法面对他们父亲去世的现实。他写道：

> 但进一步的研究引出了解决这一难题的另一种方法。结果，两个年轻人不过是像恋物癖者阉割女性那样"切除了"父亲的死亡。这只是他们精神生活的一面，没有意识到父亲的去世；另一面则是充分考虑了这一事实。与愿望相适应的态度和与现实相适应的态度是并列存在的。

（Freud, 1927:156）

早些时候，在另一个完全不同情境下讨论儿童对死亡的看法时，弗洛伊德引用了如下的例子：

> 我非常惊奇地听到一个10岁的高智商男孩在父亲突然去世后说："我知道父亲死了，但我不明白他为什么不回家吃晚饭。"

（Freud, 1900:254）

在这里，他似乎认识到，让孩子接受死亡的真正意义是多么困难，而妥协就是同时承认它和否认它。死亡的现实是又一个人生的事实，也会因持续存在的矛盾观点而被失真表征。当然，并不是因为这个例子中男孩父亲的两个版本仍然彼此分裂，就意味着这个男孩是变态的。但是，试图以一种"巧妙"的方式来调和它们就成了变态的；例如，说服这个男孩，他的父亲有一天会回来吃晚饭，或者如果他是好孩子他父亲就会回来。变态的目的是保护孩子免于面对现实，而不是帮助他直面现实。

应该强调的是，仅仅矛盾的共存并不是变态的，因为这样的矛盾可能在一个更原始的水平上，由自我的分裂而产生。当整合开始时，这种变态就出现了，原因在于，随着整合的进行，变得难以让矛盾的观点保持独立分开的状态，而试图在相互矛盾的观点之间找到一种伪造的调和，于是就产生了变态。当分裂使矛盾的观点完全分开，各自无法影响对方时，这种调和是没有必要的。只有当分裂开始减少，并试图整合这两种观点时，才会出现问题。

到那时，三种选择才变得有意义。要么，

1. 所愿望的假设让位于现实，导致精神痛苦和焦虑，这些痛苦与焦虑通过现实原则的引领最终走向精神健康；或

2. 对现实的观察作废了，或知觉器官本身受到了攻击，最终假设得以存在，而与它相矛盾的观察却被摧毁了。这是精神病性的选择；或

3. 基于假设的信念和基于观察的信念同时保持，如同它们曾经在完全分裂时那样。然而现在，由于整合，它们必须被调和，于是引入了变态的论点。洞察是可以获得的，但现在却被用来失真地表征现实。这就是弗洛伊德所谓"巧妙的"机制，也是我认为的变态。在第10章中，我讨论了将"视而不见"作为明明知道却决定不知道的一种手段，我将它与弗洛伊德关于恋物癖的思想联系起来。这是现实的矛盾版本能够共存的方式之一，它经常是精神退缩的一个特征。

有趣的是，在发展过程中正是因为整合的趋势开始对自我造成压力，所以出现了变态机制的使用。在分析中，当进展导致走向整合时，也会发生类似的情况。病人以前可能能够将自己的、客体的理想化版本和迫害性版本分开，但随着治疗的进展，他获得了洞察力，就不能再这样做了。当他不再能维持分裂，但又不能容忍整合所带来的现实时，通常会进入这样一个阶段。如果病人被人格病理组织所拯救，变态的机制就会被强化，并可能导致僵局。人格病理组织提供精神退缩或者说收容所，其中的对立面能够变态地调和共存。

人生的事实

与现实的这种变态关系，与其说导致了逃避，不如说导致了对真相的失真表征和歪曲，而莫尼-克尔开始将这些失真表征视为分析进展的核心障碍。他写道：

> 我的主要假设是，不管病人是否患有临床疾病，他们都受潜意识
> 的错误概念和幻觉之苦……例如，以前我会把病人的梦诠释为父母性
> 交的表征，现在我更多地会把它诠释为对这一事件的失真表征。事实
> 上，除了正确的那个，每一个可想象的表征似乎都是潜意识中对这个
> 正确版本的激增和扩散。

> （Money-Kyrle，1968:417）

莫尼-克尔（1971）在后来的论文中提出，他现在将分析的目的概念化为"帮助病人理解，进而克服阻碍他发现天生就知道的东西的情感障碍"。我（Steiner，1990a）在其他地方详细阐述了他的论点，我认为，对现实的失真表征是我们试图帮助病人接受丧失现实时的主要障碍。如果要继续修通哀伤，要收回投射认同，那么就必须面对这个现实。

莫尼-克尔提出，所有成年人的思考，所有后来的认知行动，都受阻于对现实的一些基本方面的认知困难。他认为，在这些基本的人生事实中，有三个方面极其重要。它们似乎是现实中特别难以接受的方面，但没有它们，就不可能充分地接受现实中的其他方面。三个基本的人生事实包括："承认乳房是至高无上的好客体；承认父母的性交是极具创造性的行为；承认时间和最终死亡的必然性"（1971:443）。我相信，这三者对于体验丧失的现实都至关重要，但都会有强大的防御力量来抗拒对它们的承认。

第一个事实，"承认乳房是至高无上的好客体"，这句话以诗意的方式表达了一条基本真理，即婴儿生存所需的"好营养"主要来自他之外的外部世界。婴

儿相信是自己创造了存在于他内部并在他控制之下的好客体，通过以此为基础的自恋防御，婴儿一相情愿地全力抵抗着这条真理。如果糟糕的早期经历超过了良好的经历，那么自恋防御会更加明显，就像在那些受到严重创伤或极度匮乏的孩子身上看到的。孩子很难承认，即使他的母亲剥夺和伤害了他，她仍常常是他所能得到的营养的来源。现实是对这种自恋的打击，当它无法被回避时，自恋的创伤和相关的怨恨就会产生。

在这个人生事实的标题下，出现了早期婴儿承认他对母亲的依赖而引发的种种问题。乳房开始象征和代表一切美好事物的外部来源，而自恋防御通过接管乳房和回避任何分离的体验来处理问题。

处于偏执-分裂位时，婴儿不需要变态的机制来处理这个问题，因为分裂确保了好的和坏的体验是分开的。婴儿只会把好的体验和好乳房联系在一起，因为任何挫折或失望都与另一个完全不同的客体——坏乳房——联系在一起。特别是，比昂（1962a）描述了在内在世界中，好客体的缺失如何被具象地体验为坏客体的存在。在偏执-分裂的功能层面上，人生事实是通过分裂和全能的控制来处理的。婴儿可以保留他就是好乳房的妄想，或者说他拥有好乳房，因为所有相反的经验都与分裂出去的与坏乳房的迫害关系有关。只要分裂能确保好的和坏的不接触，就不需要变态来调和。

当整合开始，好的和坏的客体就开始被认为是同一个客体，最终这将导致对现实的某种程度的接受，并走向抑郁位。随着修通的进行，投射认同减弱，自体和客体之间的分离得到越来越多的承认，关系变得不那么自恋。因此，现实在两个相关的特质上被接受，一个是好客体与坏客体之间的区别，另一个是自体与客体之间的区别。乳房被认为不是十全十美的，但它的好营养被认为是属于它的，而不是主体的创造。

然而，这种整合往往被证明太具有威胁性，因而与现实的第三种关系——也就是变态的机制——被采用。整合既没有被完全接受，也没有被完全否认。分裂减少了，但矛盾仍然存在，并成为一个问题。然后，一套变态的辩护理由为同时保留相互矛盾的观点提供了出路。

关于第一个人生事实，病人开始意识到，他所体验的所有好营养并非都来自他的内在，或在他的控制之下。这导致他接受好的外部客体的存在，但他的接受是不完全的，他同时赞成去否认它。在分析中，我们有时会看到这种情况，病人带着对分析价值的普遍认可而定期来分析，分析被认为是好的。与此同时，他拒绝了所有给他的诠释，似乎没有一种诠释反映了他所相信的好营养。病人通常会用一种"巧妙"的解释来调和这种矛盾，比如，"分析师私下同意我的观点，认为我是特殊的，但出于职业的原因被迫像对待其他病人一样对待我。"

许多作者已经对自恋防御进行了广泛的研究，其中一些作者的作品我已经在第4章中提到了，所以不在这里讨论。很明显，如果好营养的外在来源这一现实得到承认，就会产生许多焦虑，包括分离体验的所有方面。也许这种分离的最强烈的破坏性后果就是妒忌的唤起，而这可能是维持自恋防御的最强有力的原因。如果我们寻找一个类似于"性变态"的词来描述对现实的这类失真表征，那么"自恋变态"也许很合适。

莫尼-克尔的第二个人生事实包括"承认父母的性交是极具创造性的行为"，这也是一种诗意的表述。通过这种方式，莫尼-克尔引入了关于原初场景和俄狄浦斯情结的问题的认识。第三方客体侵入婴儿与母亲的关系，会带来新的困难和新的问题。嫉妒被激起，创造力的问题被孩子关于婴儿来自哪里的好奇所象征。

当焦虑被成功地调节后，孩子会认识到父母的创造力，并通过认同他们开启自己的创造性生活，包括性关系。如果他不能放弃他的父母，并且需要参与到他们的性关系中，他就被卡住了，就好像象征性地不能离开家，或者有时真的不能。

孩子启动各种各样的防御手段应对被原初配偶排斥在外的痛苦体验，投射认同再次被用来作为防御。这一次，通常它采取的形式是通过认同他们中的一个，而参与到父母的性交中。在正向的俄狄浦斯情结中，这是通过对同性父母的认同来实现的，例如，对男孩来讲，这是通过取代父亲来实现的，象征了对父亲的谋杀。在反向的俄狄浦斯情结中，孩子取代了异性父母的角色，导致了同性伴侣关系。

为了沉溺于这样的幻想，必须否认人生事实。从根本上说，为确保丰富的创造力，这些事实在现实中是必要的。正确认识这一事实的过程涉及对一对伴侣的认识，而婴儿，由于他的大小和不成熟，被排除在这对伴侣之外。这一基本事实的必然结果是对性别之间和代际的差异的认识。婴儿必定要争辩说，创造性的性交可以发生在父母和孩子之间，也可以发生在同性的伴侣之间。

同样地，当分裂更全面时，这些问题就会被回避。由于父亲的出现，原本好乳房和坏乳房之间的分裂变得更加复杂，父亲也会被分裂成好阴茎和坏阴茎。两种版本的原初场景没有矛盾地共存着，有一个好妈妈和好爸爸的爱的原初场景，还有一个坏父母之间充满敌意、甚至暴力的原初场景。随着分裂的减少，孩子为了证明父母更喜欢他而不是其成年伴侣这一幻想是合理的，就不得不持有变态的观点。除了混淆代际和性别之间的区别之外，还通过变态的观点来混淆好与坏。这种混淆可能导致创造出一个可怕的组合客体，而作为对这个组合客体的防御，失真表征将进一步发展。正如克莱因（1935）所指出的和布里顿（1989）所重申的那样，这些通常都是从基本分裂被重新组合开始的，于是，好客体被认同为乳房，坏客体被认同为阴茎。

有时，父母中的一方或双方会进入这些潜意识幻想：例如，当母亲在与儿子的关系中贬低她的丈夫时，或者当父亲的行为方式助长了自己被视为无足轻重而被排除在外时。这些态度强化了这种分裂，促进了排除父亲并由孩子来代替的局面。在其他情况下，这种分裂是在好阴茎和坏乳房之间发生的，这导致孩子从迫害性的母亲转向父亲寻求保护。再一次，当分裂减少时，父母被视为走到一起，弟弟妹妹的到来代表了父母的"极具创造性的行为"，而这对孩子的全能构成威胁。

遁入一个两性之间、代际都不存在差异的自恋世界，再次成为一个避难所。梅尔泽（1966）、查瑟格特-思米格尔（1974，1985）、麦克杜格尔（1972）和申戈尔德（Shengold，1988，1989）从肛门的理想化，和创造一个所有差异都被消除的肛门世界的角度描述了这些状态。在这个世界里，一切都被简化为相同的、无差别的一致性。重要的是，好与坏的区别被消除，进而爱与恨的区别也被消除。然后，个体发展出一种变态的关系，在这种关系中，好客体被拒绝，坏客体被理想化。正如我们在第4章中看到的，这是涉及破坏性自恋的病理组织的特征，正如罗森菲尔德强调的那样。

在性变态中，针对俄狄浦斯情结的人生事实的变态解决方案是显而易见的。同性恋的方式否认这个事实，即性别之间的区别对于创造性的性交是必不可少的事实，而在恋童癖和虐待儿童中，代际的区别被忽略了。当整合带来真正认识痛苦现实的可能性时，病人经常转而采用施受虐的方式。对施受虐狂来说，爱与恨以变态的方式发生联系，他们迷恋残忍，而没有充分承认残忍的破坏性影响。他们认识到残忍对客体的伤害和破坏，但没有抑制这种残忍，反而施受虐幻想带来的兴奋和快感恰恰来自这种残忍。当分裂活跃时，被破坏的客体和被理想化的客体是完全分开的，但在变态的状态下，一个"巧妙的"声明将两者联系起来。这个声明可能是，女人喜欢被伤害；或者，如果孩子喜欢，那么哪来的伤害呢；等等。在暴力电影和卡通片中，施虐通常被认为是无害的，因为被破坏的客体可以立即复活和恢复为新的，破坏和神奇恢复的过程可以无限地继续下去。在其他一些残忍的情形中，伤害被说成有好处，比如那些"为了孩子好"的惩罚。

莫尼-克尔的第三个人生事实是"承认时间和最终死亡的必然性"，正如他所指出的，这与前两个人生事实的逻辑顺序不同。人们可能会说，它是现实的一种属性，它影响着人生中所有事实的经验。它与认识到一切美好的事物都会结束这一事实有关，而恰恰是不能永远拥有乳房这一事实使我们意识到它在外部世界存在的现实。同样，正是对更新的需要和死亡的现实使人认识到对新生命和创造力的需要。认识到丧失的现实最终会导致我们需要正视自己终有一死，如果不能面对死亡，人类的价值观就会被歪曲和误入歧途。

当然，死亡的现实这一事实，是丧失的核心，我们已经看到，在弗洛伊德关于恋物癖的讨论中，他所描述的病人很难承认他们父亲的死亡。疾病、衰老和死亡这些坏事是人生的事实，而直面它是如此艰难，所以需要对现实进行歪曲和失真表征。丑陋、暴力和邪恶都与我们对好客体的破坏和最终的丧失有关，以及与我们自身必死的现实有关。这些是现实中最难面对的一些方面，而它们的失真表征往往是通过弗洛伊德所描述的变态的半接受方式。一般来说，它们不会被归类为变态，但在我看来，将它们视为变态是有帮助的。在这里失真表征往往导致一个浪漫的、纯净的理想化世界，美好的事物永远存在，就像童话故事一样。除了自恋变态和性变态，我们给它命名为对时间现实的浪漫变态。斯托勒（1976）认为，这种浪漫型防御在女性中更为普遍，代表着退缩到浪漫小说所创造的梦幻世界里。男性对应的方式是色情幻想下的手淫，在这种情况下，性的因素在变态中更为明显。在两性中都出现了没有时间的、永恒的幻想世界。

正如我们所看到的，精神退缩在它们的结构和它们所防御的焦虑上是不同的。一些精神退缩主要用于逃避偏执-分裂位的碎片化的和迫害的焦虑，而另一些主要用于处理抑郁位的内疚和绝望等情绪。这一切在不同程度上都是从现实的退缩，而且在大多数情况下（如果不是全部）都可以观察到变态的机制。格洛弗（Glover, 1933, 1964）提出，变态可以保护病人的现实感从而避免其表现出精神病性，这可能导致一个错误结论，即变态在精神病中是罕见的。事实恰恰相反，精神病性的全能使变态行为的活现变得更有可能也更危险。这个错误类似于弗洛伊德的观点，即认为变态是神经症的反面，这在一段时间内导致了以下观点：变态只是婴幼儿性欲的表达，没有防御功能（Gillespie, 1964）。一个精神病性组织的精神退缩所具有的变态因素并不比非精神病性组织的精神退缩的少，这是因为，在精神病性病人中，朝向整合的移动并不少见。这种移动对精神病性病人尤其具有威胁，当它们发生时，有时会导致再次分裂和碎片化，但同样地，它们有时会导致精神病性组织的创建，这些组织会使用如上所述的变态机制（见第6章）。

与现实的变态关系是大多数精神退缩的特征，即使不是全部的。所以这里我不是另外给出一个明显有该元素的临床材料，而是将回顾一些以前章节中讨论过的病人，试图说明在精神退缩中的非现实性的特殊方式。

临 床 材 料

　　A夫人（第2章）撤回她的床上，一连几个星期，她除了看小说之外什么也不做。她的白日梦包括在撒哈拉沙漠旅行，她把那里理想化为一个浪漫的地方，那里的生活只要靠精心配给水和食品就能维持。在分析中，她撤回进沉默，有时承认自己幻想着躺在荒岛上晒太阳，这与她一贯的漠不关心、若无其事的态度相吻合。这种情绪的施虐性质源自同时意识到存在一个极度需要关注的病人渴望接触，但这被体验为只是分析师的职责，我努力和她产生联系，这同时被感激和被嘲笑，或者被感受为来自受挫的分析师的施虐攻击。

　　她有时从精神退缩中出来，但感到受伤时，就像被触碰触角的蜗牛，会再次退缩。我在第2章中讨论过这个特点，当时我描述了她在梦中试图出去得到给养，并对于被切成两半的女孩感到震惊和害怕。在那次特别的分析小节中，她与我一直保持接触，直到我提出她的支票有错误，这导致了她突然撤回。

　　她在和丈夫一起安装中央供暖系统时，脚趾被砸伤了，于是她在有了一些进展后又撤回了。因为我的电话静音了，她没能联系上我，于是她带着小说回到她的床上，错过了三个小节。当她回来时，她的材料提到了一段在边境房间里的记忆，她的家人在逃离原籍国时曾在一个边境房间里停留过，她的母亲在那里受到了边防警卫的审问。她还回忆起她在一个儿童之家待了两个星期，据说那时她的父母带着弟弟去度假了，她记得那里有一些很棒的娃娃。毫无疑问，这两个地方都与极度焦虑有关，都被理想化，并形成精神退缩的一部分意象。我认为这些精神退缩，虽然本身很糟糕，却没有周围其他东西那么可怕，这两种情况都与她失去母亲有关。

　　面对现实的糟糕困境似乎是让人无法忍受的，但为了生存必须解决，通过创造一个同时接受和否认现实的精神退缩，这一困境得到了解决。在她那荒岛般的精神状态中，她意识到自己被忽视、被剥夺，但同时又感到舒适和自在。

D先生（第7章）与学术界有权势的人物结成联盟，试图控制自己的抑郁情绪。他所建立的组织帮助他沉浸于成功复仇的幻想，但同时，通过保守这些秘密，他对现在的雇主和分析师保持了一种卑躬屈膝和恭顺的态度。事实上，他的恨意是这样表达的：他会无视我的诠释，继续描述他对新工作和新女孩的兴奋，这让我感到自己不重要和无助。虽然他似乎意识到了这对我的影响，但他否认了他的恨意，坚持说他重视分析，而且出现这些问题仅仅是因为他需要把工作放在首位，他相信我理解这一点。我既是他重视的人物，又是他击败的人物；既是他想要保护的人物，又是他想要摧毁的人物。他躁狂的精神状态是一种激动的、胜利的状态，但同时它破坏了他的客体，破坏了他的前途。这些态度似乎是并存的，没有任何明显的矛盾。

E先生（第7章）的精神退缩更具受虐倾向，涉及一种对当前苦难的容忍甚至理想化的精神状态。在他的梦里，他的粪便礼物被放在一个漂亮的盒子里，粪便同时被当作一个礼物和一种攻击。他在分析上花费了大量的心力，同时意识到他努力阻碍了任何分析的进展。在精神退缩中，他使他的客体处于半活半死的状态，这意味着他既不能使用它们，也不能放弃和哀伤它们。然而，偶尔他能够从精神退缩中浮现出来，并与丧失的体验保持接触，这使他开始转向抑郁位。

C先生（第6章）的精神病性更为明显，有证据表明他处于疯狂的精神退缩中，眼看就要崩溃了。为了补偿和修补受损的自我，他求助于全能的客体，耶和华、神经学家、他的精神分析师，他想要与他们认同，并获得他们的力量。当他觉得自己被赶出了精神退缩时，他要疯了，想用魔法的方式重新进入精神退缩，如获得祈祷披肩。在精神退缩中，他可以做他喜欢做的事，比如，在他想拉屎的地方拉屎，因为清理是分析师的事情。

尽管精神病性失整合的程度很大，但当他带着失落感说他曾经知道"我就是我"时，这意味着他曾经有过身份感和自体感，他对自己的受损状态有了一些领悟。这使他能够与丧失的体验有短暂的接触，然而，这种接触是无法保持的。他意识到这种丧失，但当他决定用全能来解决问题，同时又否认这种丧失时，变态的性质再次显现。

在这一章里，精神退缩的空间表征被描述为一个荒岛，或边境的一个房间，我试图展示它是如何被表征为一个理想化的避风港，同时是一个残酷的地方，在这里生活仅仅可维持。变态的性质与这两种观点的共存有关。

在其他时候，精神退缩不是被表征为一个地方，而是被表征为一个组织中关联在一起的一群人。保护是通过成为这个代表安全避风港的团体的一员来提供的。当我谈到人格病理组织时，我指的就是这第二种表征，这在前面的章节中已经被广泛讨论过。在第9章中，我将强调看待精神退缩的这种方式，并描述变态的客体关系如何在产生僵化的结构和阻抗这些结构的变化中发挥重要作用。

❧ 第 9 章 ❧

病理组织中的变态关系^①

在本书前面的一些章节中，我已论述了人格病理组织的复杂结构，特别强调了组织中客体关系的自恋特征。人格病理组织的各成员之间及其与镶嵌在组织中的自体之间存在着变态关系，在本章中，我将详细地描述变态关系是如何促使人格病理组织的僵化与固化的。

无论是在分析中还是在分析之外，当病人向前发展时，他感觉更强大，他与好客体的关系为他提供更多的支撑，因此他开始想要摆脱该组织对他的控制。他可能会在退缩之地周围试探性地活动，然后频繁地返回，似乎他仍深信依靠该组织能保护他免受灾难。这样一来，即使最初使其依赖组织的条件已不复存在，而且从另一个角度来看，他似乎也不再需要组织，但是他仍然被困在该组织中。病人似乎无法或不愿承认他的情况有所改善。有时，他害怕承认自己的进步，因为如果承认这一点就是在违抗内心的声音，那个声音告诉他，他仍然需要这个组织的存在。这种不承认改善的现象可能表现为对疾病的一种上瘾和对人格病理组织的依赖。在这个过程中，变态的元素开始显现，将受害者与加害者捆绑在一

---

① 本章内容是基于题为《自体各部分之间的变态关系：临床例证》（Perverse relationships between parts of the self: a clinical illustration, Steiner, 1982）的论文。

起，但捆绑的方式并不是基于个体的需求。

　　病人通常呈现出的内在状况是，自体中健康、理智但脆弱的部分被一个他无力抵抗的类似黑手党的组织所控制。我认为这是一种误导，我将试图证明存在着一种变态关系，所谓"健康但脆弱"的自体部分与自恋团伙相互勾结，故意让自己受其控制。组织成员之间的变态关系将他们彼此联系起来，且通常是与一个领导者绑定，以此彰显忠诚。正是这种变态的联结，将自体依赖的部分绊住和囚禁起来，即使个体反对这样的方式，为从中获益感到不安，但是个体还是要把这些部分纳入组织当中。

　　也许，分析师被吸引到组织中的方式也很重要。在变态的诱惑和恐吓之下，他无法保持超然与岿然不动。这种情况通常象征着一个孩子在一个变态的家庭中挣扎，而这也是一个病人和分析师都参与其中的家庭，每个当事方都有必须扮演的角色，使家庭的基本结构变得僵硬。在这种僵化的状态下，角色有时是可以互换的，病人有时视自己为受害者，有时视自己为加害者，而分析师可能会发现自己处于互补的角色。

　　许多作者已经观察到这种关系的变态性质。约瑟夫（1975）在研究"难以触及"的病人时，强调了他们扭曲和操纵分析师的巧妙方式。虽然约瑟夫主要关注技术问题，但她描述了自体的伪合作部分，自体积极地将其需要关注且更有反应潜能的部分分裂出去。而有时，自体分裂出去的部分似乎在监视，并破坏性地阻止任何真实的接触。约瑟夫明确指出，如果我们仔细观察移情的情境，不仅可以将移情理解为病人的全面防御，还可以将移情视为复杂和高度有组织的病人人格切面。她指出了移情中见诸行动的微妙本质，并强调分析师的压力是与病人共谋并允许自己被操纵而扮演了一个角色，分析师将病人自体的一部分通过见诸行动表现出来，而不是去分析这部分。几位作者（Sandler，1976；Sandler & Sandler，1978；Rosenfeld，1978；Langs，1978）描述了当分析师参与到共谋的见诸行动过程中时，其自身的盲点是如何发挥作用的。罗森菲尔德（1971a）认为，本能的病态融合产生了一种状态，在这种状态下，力比多的混合不但没有中和破坏性冲动，反而可能使其更加危险。这意味着自体的各个部分之间存在变态的相互作用，而格罗特斯坦（Grotstein, 1979）似乎有类似的想法，他提到了精神病性人格组织和神经症性人格组织之间的"共谋共生（collusive symbiosis）"导致所谓的"变态综合体（perverse amalgam）"。

　　病人发展出的这种复杂情况可能难以被清晰地阐释，但通常可以被识别，因为分析师逐渐熟悉了病人的世界以及它的运作方式。正如我们所看到的，在关系层面，一个团体、帮派或客体关系网络表征着人格病理组织的基本结构。这个组织起源于核心家庭，从俄狄浦斯三角关系开始，逐渐延伸到大家族当中，并由此拓展到病人周围的其他客体身上。内在世界中的每一个客体都有一部分投射到他们的自体中，这造就了他们的复杂性和僵化刻板。通常，选择这些客体是因为他们适合容纳自体的特定部分。通过这种方式，自体中的依赖成分被投射到一组客体中，而自体的破坏性部分则投射到其他人物身上，之所以选中这些人物是因为他们本身具有权力、残忍或者无情的特质。然后，依赖性成分被困在与强大、攻击性成分的施受虐关系中，病人可能会把自己放置于其中的一个团体中，或者可能会觉得自己是一个无助的观察者，而不是参与者。与此同时，他不能解放自己，因为离开就意味着要舍弃所投射出去的自体成分。此外，因为他同时认同了受害者和加害者的角色，他担心离开组织会遭到暴力袭击。

　　这个关系网或帮派中的每个成员都缺乏安全感，即使他感到自己暂时处于有利地位，他也明白，这个局势可能会发生扭转，自己也会成为受害者。每个成员都认同受害者和加害者，并且每个成员都处于同一种变态的控制之下。变态控制的权力来自两方面，一是源于诱惑和共谋，二是源自暴力威胁。

　　这些变态的联结在大多数病理组织中有着不同程度的运作，我们也可以从这个角度来回顾前面章节所讨论的案例。然而，与其这样做，我倒情愿在本章呈现新的临床材料，进一步阐述具有这种变态关系的病理组织。

临 床 材 料

病人 F 先生，40 岁，是一名医生，他在经历了一段时间的焦虑、困惑和人格解体后寻求分析。虽然他在事业上比较成功，但他感到必须要放弃临床工作而转去做科研，他痛苦地意识到自己的生活受限，无法维持人际关系。

他的父母是善良、虔诚的人，热心于教会活动，对自己的孩子抱有很高的期望。当病人还是个孩子的时候，他的父亲曾抑郁了一段时间，并自此之后，一直对自己的职业成就感到失望。病人很少提到母亲，她一直是一个模糊的角色，似乎在全身心地照顾病人的妹妹，而把病人移交给了父亲去照顾。他的哥哥在某种程度上违背了家庭的期望，他为了成为一名画家，做过苦工，后来在绘画上取得了一些成就。病人的妹妹比他小 18 个月，是病人最不愿承认的嫉妒之源。哥哥与妹妹都已结婚生子，相比之下，病人觉得自己是有缺陷的。

病人看起来高挑、消瘦、笨拙但很有吸引力，他非常注重健康，有时会慢跑来参加分析。分析中，他有一个异乎寻常的特点，那就是当他走进房间时，他带有明显的焦虑，但当他向我正式点头致意并躺下时，焦虑就消失了。这张躺椅似乎代表了一个避风港，在那里他可以免受焦虑的侵扰，随着分析的推进，我发现这一体验与他在家里起床困难有关。如果他在学校或人际关系中遇到任何困难，他就会设法躺在床上，甚至会因焦虑而生病。他的母亲似乎也与他共谋，坚持让他待在床上。虽然表面上在他身上看不到焦虑，而他用高人一等的方式说话，似乎给他带来了很多乐趣，但也以此传达出他经历过极大的痛苦。他经常提到他的生活方式和恐惧：除非我能帮助他摆脱目前的状态，否则对他来说，他的生活将永远不可能有任何意义。偶尔，他也会让我看到他需要帮助、需要依靠的一面，例如，当他带有情绪地描述当他还是一个小男孩时，他忘记在自己家附近下车，于是不得不独自走上陡峭的山坡，痛苦不堪。然而，大多数情况下，他只能部分地暗示出自己需要依赖的部分，因为他非常害怕被嘲笑。

　　有时，尤其是在分析小节开始时，他的情感会表露得更清晰。例如，有一次，他惊恐地发现有一种黏稠的东西从门把手上粘到了他的手上，这使他直接表达出对身体分泌物的恐惧和厌恶。他从小就不吃牛奶和鸡蛋，也不怎么吃肉，主要靠保健食品生活，他认为保健食品是一种更高级的营养品。

　　很有可能，我们会发现一个自恋组织，在这个组织中，自体的破坏性部分和破坏性客体被理想化，该组织的力量在一定程度上源于病人对所谓的"高层"人物的认同，并且人格病理组织似乎将自己呈现为一个合适的监护人角色，为有依赖需要和情感需要的自体提供照顾，从而实现了对人格的控制。事实上，我所表达的任何内容，都会被他这种高人一等的谈话方式削弱价值，而这种自恋组织通过阻止任何有生命的、丰富的、有营养的东西进入他的生活，从而使力比多自体发育受阻，未得到充分发展。

　　我想通过这些临床材料说明的主要观点是，病人发展出相当深刻的内省力，他被一个破坏性的、虐待成性的组织所控制，这个组织阻碍了他的成长，而且，尽管有这样的内省力，他仍然以一种变态的方式与组织共谋。作为一个子话题，我想指出，由于我们要处理的并非是好与坏之间的简单分裂，所以澄清局面变得愈加困难。相反，病人人格中需要帮助和保护的部分都非常复杂，每个部分都包含一些好的和坏的元素。这一事实掩盖了该保护性组织本质上的破坏性，并证明了自体的依赖部分与其勾结的合理性。

　　分析开始大约15个月后，他描述了他众多令人兴奋的柏拉图式恋情中的一段是如何走到尽头的，当时那位女士告诉他，她有了另一个男人。

　　　　然后，他报告了一个梦。梦中，他知道她公寓的钥匙放在哪里，他趁她不在的时候闯了进去，爬上了她的床。当她和男朋友回来时，他大声警告这位女士自己的存在，女士的男友走进了卧室。当他意识到他很快就会被要求离开时，这个梦就结束了。

　　我诠释道，一个渴望温暖和舒适的小男孩想要靠近我。他回答说，他对这位女士没有真正的渴望。然后我说，虽然他现在否认了这个愿望，但在他的梦中，他内心世界的一部分声称会照顾他，用温暖和舒适诱惑他，在这部分的劝说之下，他爬上了床。然而，他一直很清楚结果会是什么，也许他是对的，他真正的渴望是羞辱和残忍。

我认为，他内心的某部分触碰到了他的需要，因此容易受到这种说服的影响，但对残忍的追求主导了这部分，并且他设置了一定会被羞辱和抛弃的情境。我认为他希望在分析中重复这个梦的残酷本质，并鼓励我以一种拒绝的方式进行诠释，强调他的侵入性和窥阴癖。

在我看来，那些需要帮助的、依赖他人的自体已经被引诱，现在正与一个自恋组织共谋，这个组织承诺会照顾他，但实际上却被施虐动机所支配。他的内省力来自这种结果的多次重复，但他并没有做出任何改变，因为现在他的力比多自体已然是变态的，并获得了受虐狂式的满足。

另一个梦说明了他内心世界中客体关系的复杂性。

> 他正准备去旅行，手提箱下面的小手推车滑到路中间，被过往的车流撞变形了。接下来，他带着一大堆行李来到了火车站。他迫不及待地做了一个决定，乘下一班火车，不管它去哪里，他对自己说，不管怎样，它们都是朝同一个方向去的，但是他没办法把所有的行李都搬到站台上，所以扔下了一些，特别是他母亲的大提琴。

他联想到，这把大提琴最近坏了，应该修理一下。当这件事发生时，他为自己的大提琴买了一个新的玻璃纤维盒，然而，他从未演奏过这把琴，实际上，他把琴借给了一个朋友。他不知道自己是否还能重新开始拉琴。

我认为，行李代表着他的内在客体，而他与行李之间的纠缠，意味着他触碰到了抑郁的感觉。其中一些客体受损了，他无法应付，尽管他认识到这是他的责任。手推车被撞变形了，这意味着他的创造力受损，似乎修复是不可能的了。他在12岁时才注意到，自己的一侧睾丸未降入阴囊，因此做了一次修复手术，这让他严重怀疑自己的男子气概。

在这种状态下，他特别容易受到自己自恋部分的诱惑和说服。他被成功地说服，违背常理地认为任何一辆火车都可以，就像他相信任何女孩都可以满足他变态的性欲一样。大提琴似乎表征着他能够成长和具备领悟力的力比多自体，可能是由于他的极度敏感，他自己的大提琴被玻璃纤维盒保护着，或者被交予朋友保管。因此，在他需要这部分力比多自体的时候，它是不可用的，这使他难以抵制自恋劝说的诱惑。

后来他告诉我，有一次他真的把一些行李留在了车站，当时他非常焦虑。那时是假期，为了完成一个研究项目，他继续留在医学院，其他人几乎都走了，他陷入充满绝望的孤独中。然而，他对自己的研究项目感到兴奋不已，像他做的许多其他项目那样，他认为这个项目非常棒，直到他兴奋地崩溃了。他能够向我描述他是如何变得痛苦和恐惧的，他害怕自己要疯了。在这次治疗之后的一段时间里，他能够感受到自己的担忧，并承认自己的焦虑。这种转变似乎与这样一个事实有关：我能规避与他高人一等的部分相勾结，这样他就不会觉得我否认或看不起他的缺陷感。

　　在另一个梦中，他是尼泊尔的一名游客，梦中他看到一个眼睛肿胀、哭泣的男孩。有人叫来了一位尼泊尔医生，而治疗的目的是结束这个男孩的痛苦。男孩被问到他是否想死，他说他想死，于是医生开始打他的头，当这招失败后，医生开始用非常残酷的方式锯穿他的脖子。病人想知道为什么作为一个游客，他要观看这一切，他觉得无力干预，但又无法阻止自己观看。他想起了一部电影，电影中一个美国人看着他的中国朋友被折磨，出于仁慈和怜悯，他决定开枪打死他。

这些材料似乎表明了他是如何被自己残酷的、破坏性的一面所囚禁的，这部分自我还自称是他的朋友。如果他承认自己是一个患病的、哭泣的男孩，他确信我会与他的残忍共谋，他将遭受类似于梦中医生所提供的那种尼泊尔治疗。另一方面，如果他把我当作一个能提供帮助的分析师，并允许我和他成为朋友，像电影中的美国人那样，那么他会认为自恋组织在用酷刑折磨和威胁他。同时，他被这种残忍的行为深深吸引，并从中获得了窥阴癖的满足感。当他与自己的依赖需求相接触，他会感到非常的痛苦和羞辱，以至于他将分析视为一种残忍，但他同意每天来参加治疗。

在另一次分析小节开始时，他递给我一张支票，说这次他已经把支票从支票簿上撕下来了。他将其称为他的"每月例行公事*"，并像往常一样继续讲他所谓的"愚笨"的笑话。一位英国将军告诉一位战败的外国将军，成功的秘诀是祈祷。"但我们也祈祷。"外国人说。英国人回答，也许上帝不懂外文！

在一个梦中，一个外国人给了他一顶纳粹帽子，这让他想起了这个笑话。

他一直在想，德国陆军和纳粹党卫军真的很不一样：陆军会开枪打人，但纳粹党卫军折磨人。

这个每月一次的仪式与之前的一些分析工作内容有关，撕掉支票与睾丸手术联系在一起，让他和女人处境相同，他觉得自己要被迫接受而不能提出任何异议。在分析中，他觉得自己像个愚笨的婴儿，无法像正常的德国陆军那样反击，也无法抗议或表达自己的感受，因为他觉得我和他的父母一样，听不懂他婴儿式的语言。在这种情况下，他很容易被说服，认为接受纳粹的帽子是正当合理的。这似乎代表了他压制所有有意识的抗议方式，将其转化为一种秘密的、变态的残酷，折磨着他和我。

几天后，他在恶劣的天气里慢跑来做分析，他进门时浑身湿漉漉的，看起来很惨。他说，尽管躺在躺椅上可能会弄湿枕头，但他还是决定躺下，这个决定让他倍感轻松。

---

* 暗指女性月经。——译者注

接下来，他描述了一个梦，在梦中，他一个人秘密地在看电影，内容是关于一本中国预言书《易经》（I-Ching，但他的发音是"Eee Ching"）。有一名身着黄黑相间条纹连衣裙的女子，宛如黄蜂一般。然后，他坐在浴缸里削胡萝卜和土豆。他补充说，有两名"湿漉漉的*"传教士在场，"撒切尔夫人意义上的湿漉漉"。①

他记起来，有一次他值班时，有两个传教士来医院求医，他把他们赶了出去。

我说，他在浴缸中的画面有一些悲伤，也许还有些滑稽，我认为这可能与他过去在浴缸里检查生殖器有关，结果发现自己只有一个睾丸。我想知道这是不是他的一个"愚笨"的笑话，也许传教士代表着分析，当他感到像今天一样，特别潮湿、悲惨、弱不禁风时，他将这些投射到我身上，把我赶出门外。

他似乎受到这一诠释的影响，经过一段时间的思考，他开始详细地介绍《易经》，说是一个叫普鲁的朋友介绍他认识《易经》的，这个朋友在他的幻想中非常重要，他多次提到普鲁这个名字。我问他是否将《易经》和瘙痒（itching）这个医学术语联系起来，我将后者与他发音"易经"的方式联系了起来。他同意了，并说这让他想到了一段惊悚的记忆。最近一个朋友指责他贪淫好色，他查了一下这个词，发现它能与瘙痒联系起来。我告诉他，如果在他眼中我正如撒切尔夫人所指，是"湿漉漉的"状态，那么他就不愿意承认对我的精神状态有淫欲的兴趣，但他表达了一种恐惧，担心我对他的兴趣会是淫欲的，担心我不能理解当他浑身湿漉漉、痛苦不堪、意识到自己有问题时，他的感受。在接下来的分析中，他再次提到了这个梦，他对黄蜂般的女人展开了联想。他回忆起看过一部名为《毒刺传奇》（The Sting）的电影，其中一名警察假装在开玩笑，却突然变得很暴力。

虽然他希望通过分析来解决自己的忧虑，比如关于生殖器的担忧，但将分析

---

* 英文原文wet，也有愚笨、弱不禁风的含义。——译者注

① 当时，撒切尔夫人把她认为软弱的内阁成员称为"湿漉漉的"。

经历变成一个"愚笨"的笑话似乎更容易一些，他将痛苦投射出去，并为自己的聪明感到兴奋。当他这样做时，他害怕被发现，害怕羞辱和虐待。尽管如此，他还是抵挡不住诱惑，想要摆脱自己的需要感和依赖感，即使他的经历一再向他表明，每一次这样的付诸行动都是以灾难收场。

病人对德国陆军和纳粹党卫军的区分，代表了他人格的两个部分。与纳粹党卫军有关的是一种基于全能感的自大，其功能是将需要情感支持的自体投射并囚禁在他的分析师身上，残酷地嘲弄和折磨他和我。他受到一个自恋组织的摆布，该组织的残酷无情在某种程度上被他的一个更基于现实的部分所容纳，而这个部分能够以合理和合乎逻辑的方式运作。

在分析和日常生活中可以毫无困难地认识到的这种自我毁灭性，它通过伪装和理想化被隐藏了起来。病人无法忽视自己的性欲和有需要的一面，他知道，作为一个迷失的小男孩，由于对客体的依赖而感到自身的弱小和受到的羞辱，是多么可怕。因为他无法完全摆脱这些感受，所以他不得不建立一种变态的关系，在这种关系中，有情感需求的孩子甘愿受辱。对于他不得不忍受的挫折，他很少表达抗议。在他真正接触到自己的需求并能够提出抗议的时候，他会觉得自己很有攻击性，但并非变态——也就是说，更像德国陆军而不是纳粹党卫军，但当自恋的结构随后被投射到分析师身上，他相信自己会被残酷地对待，而不是被理解，这种抗议就变得越来越危险。抗议就是承认他的独立性，站起来反对这个组织，而他不敢这样做。

像大多数时候那样，如果我未能与他保持足够的联系，让他感到被理解，那么他极有可能卷入与自恋组织的共谋中。尤其是，当我无法抗拒与他进行聪明、诙谐的互动时，我认为他所体验到的是我放弃了他的真实需求，我以变态的方式共谋，并满足了自己的自恋。然而，即使我避免这样做，他也常常觉得我只是在努力如此，他认为在他讲笑话时，我得尽力忍住不笑。他所期待的残忍就像黄蜂女一样，似乎对应着对变态和淫荡的恐惧。他看待自己的客体，就像看待母亲破损的大提琴一样，或者像梦中变形的手推车。因为太害怕公开的冲突，他更倾向于采用一种非变态的抗议，转而与残酷相勾结、秘密地破坏和贬低精神分析工作。

我想强调的一个特点是，病人对我所描述的机制有某种领悟力。他知道，实际上他对一些事情是很羡慕和崇拜的，但是自己的优越感会对其进行贬低，这阻碍了他的发展，他似乎知道自己在默许这种情况发生。在他的梦中，一个生病的男孩会被说服让自己遭受酷刑，在分析过程中，他知道，当他觉得有残忍的事情发生时，他可以表示抗议并寻求我的帮助。偶尔，他可以看到分析工作的建设性，对于分析，他总体上感到比较感激。尽管如此，他还是忍不住去攻击它，并从兴奋的破坏企图中获得受虐式的满足。

正如建设性元素会附着在自体的自恋部分一样，变态元素也可坐落于人格的力比多部分。我相信这种情况发生在分裂失败，以及好与坏没有被恰当地分开的时候。在第 3 章中，我描述了分裂的失败如何导致诸如罗森菲尔德 (1950) 和克莱因 (1957) 所描述的混乱状态。如果这种混乱状态不能通过进一步的理想化和分裂来解决，那么就会产生碎片化，碎片就会以一种人为的方式重新组合，从而发展为人格病理组织。自体的破坏性元素与破坏性的客体联系在一起，被拟人化并投射到客体中，然后一位领导者将这些客体组建成一个自恋帮派。自体中依赖的、需要帮助的部分随即被帮派囚禁，无法逃脱或改变局势。这就是病人呈现事态的方式，这个过程有时是有意识的，有时是通过对潜意识幻想的解释来呈现的。

我相信大家可以看出，受害者和加害者之间的这种关系实际上并不是由分裂造成的，而是由于人为地将好与坏割裂导致的。仔细观察就会发现，在这个自恋组织中，有许多好的元素，它们确实试图保护和照顾孩子，但没能控制住这种残忍。而且，也许更重要的是，在那些需要帮助、依赖他人的自体中，会发现变态的元素，尽管个体具备内省力，知道正在发生着什么，但这部分自体时常寻求并接受变态的保护与剥削。

正常分裂可被认为是沿着天然裂缝线发生的断裂，就像用锤子敲击大理石或花岗岩时发生的劈裂一样。我所描述的这种病理性的聚集更像是一种人为的分隔，就像一片被刀切成薄片的意大利腊肠。自体中好的与坏的部分，就如意大利腊肠中的肉块和脂肪，它们黏合在一起，在彼此中都可以找到对方。变态是将病理组织的元素结合在一起的黏合剂，并且由于这为受害者和加害者都提供了满足感，因而很难将其抛弃。

下面的临床材料向我们展示了，当病人面对混乱时，作为防御的病理组织是如何发挥作用的。病人有规律地带着他的日报来参加分析，有一天，在讨论这个问题的时候，他描述了他每个星期六都要举行一个仪式，他会买一份报纸，然后把要洗的衣服送到洗衣店去清洗。

> 然后，他描述了一个梦，在梦中他和母亲以及其他几个人，或许还有他们的母亲，住在度假小屋的一间黑暗的小房间里。天又黑又暗，他想找到一条出去的路。当他走出去时，他看到了许多俄国士兵，他解释说这不是一支占领军，因为他们是受到政府的邀请进入保加利亚的，但与俄国入侵保加利亚的事件有关。接着他看到了一些英国士兵，但他觉得他们看起来很无序，他们并没有走正步，而是边走边聊天。

他联想到，前一天晚上，当时他拜访了一些朋友，他们谈到了与父母合住度假小屋的事情，他还看到他的朋友把洗好的衣服从洗衣机里拿出来。他看到一堆衣服混在一起，有孩子的衣服、丈夫的衣服和妻子的内衣，他觉得这些内衣看起来寒酸破旧。我诠释说，在他的分析过程中，他感觉自己身体的一部分需要清理和整理，他等着我以清洗服务的方式来完成这项工作。他把自己的一部分投射到我身上，然后感到被困住，非常困惑，不确定自己是一个孩子、一个男人还是一个女人。为了摆脱这种困惑，他求助于报纸，那时报纸上全是关于苏联入侵的报道。虽然他描述的是英国军队，但在他的梦中，他们很邋遢，就像那些内衣一样，他觉得他必须邀请俄国军队来解决混乱。

他接着说，一支入侵的军队可能会解放一个国家，并带领它步入繁荣昌盛，如西德那般。我意识到这是很难区分的，因为在解放军队和极权占领军之间没有明显的区别，前者可能会让他蓬勃发展，后者则被邀请进来，以消除混乱，使秩序井然。我诠释说，正如他觉得他用所有的脏衣服侵入了我的思想一样，他也担心我的思想会侵入他的思想，他不确定这种侵入是否会把他监禁起来，还是有助于将他从自己的极权主义部分中解放出来，当他感到困惑时，他会求助于极权主义部分。

然后，他描述了他如何安排一个女孩和他共享一间公寓，她负责打扫和装饰房间，以代替租金。显然，他对这个女孩很感兴趣，他得知她在保加利亚有一个无法与其团聚的未婚夫。我诠释说，他的矛盾心理背后还有另一个要素。尽管他总体上反对极权主义的思维方式，但俄国政权不仅可以维持秩序，还可以代为表达他的妒忌和嫉妒。他可以阻止这对伴侣走到一起，从而确保他会继续受到照顾。他与自恋组织共谋，以逃离混乱的状态，然后在一场妒忌的入侵中成为被动的合作者。他对寒酸的内衣和更仁慈的英国军队的蔑视，无法掩饰他对这个家庭的妒忌，他觉得这个家庭如此令人向往，而自己却被排除在外。

结 论

我在本章中呈现的临床材料，强调了人格中的自恋部分可以通过控制人格中更健康的部分来获得大量的权力，并且我指出，某种程度而言，这一过程将说服这些健康的部分成为变态关系的一部分。了解这些变态关系，可以帮助分析师抵制一些压力，避免与病人一起见诸行动。

在该材料中，我们可以看到，病人是如何处理自身所感到的渺小无助和需要依赖。通过求助于有权势的角色——他的"高层"人物，他摆脱了这些令人不安的感觉，并能够将它们投射出来，然后在自己和他人身上虐待这一部分。与此同时，他反对这些残忍的手段，也具备一些内省力，能分辨出"高层"让自己失望的方式。然而，他总是被说服，"这一次可能会不一样"。除了这种极具诱惑性的劝说，他显然着迷于那些他的梦中和幻想中的虐待狂和冷酷无情，如痴如醉。他常常不得不眼睁睁地看着残忍的事情发生，无力干预，也无法挣脱。

存在这种变态的吸引力，可能会使病人沉迷于防御策略，使用的程度已经超过了个体适应功能的要求。它们也助长了病人的绝望，因为病人意识到了它们对他的控制。他无法相信自己能够抵抗这种吸引力，即使他已经洞察到成瘾的自我毁灭性。这使病人感到想要摆脱这个组织，就必须要摧毁它，并且，对于分析师来说，也有可能被诱发出这一全能的动机。

我试图表明，此处，我们面对的不是好与坏之间的分裂，而是在一个全能自恋结构的支配下，在分裂的崩解和碎片的重组后产生的后果，即形成了一个复杂的混合物。我们必须了解整个情况，才能解救病人健康、心智健全的部分。我相信这包括，无论对于病人自己还是分析师而言，病人都倾向于呈现出无辜受害者的姿态。我们必须意识到病人的无助感，但也要认识到当产生共谋的时候，病人从自恋组织的统治中获得了变态式的满足。也许，仅对统治进行领悟是不够的，还必须揭露共谋行为。如果可以做到这一点，在某些时刻，病人就可以接受自己的某一部分的存在确实是具有破坏性的，他必须学会与之共存，它可以被容纳，也可以被修改，但不能被否认。

第 10 章

在《俄狄浦斯王》与《俄狄浦斯在科伦那斯》中呈现的两类病理组织[①]

在这一章中，我不再拘泥从咨询室中获取的材料，我将进军文学领域，并讨论在索福克勒斯（Sophocles）的两部关于俄狄浦斯的戏剧中，俄狄浦斯是如何与现实和自我认识做斗争的。在第一部戏剧《俄狄浦斯王》中，我相信，大家会发现，俄狄浦斯对真相似知非知。我的意思是，他知道真相，但对其睁一只眼闭一只眼，这使他陷入了精神退缩当中，并与现实产生了变态的关系。在《俄狄浦斯在科伦那斯》中，索福克勒斯把俄狄浦斯描绘成一个面临死亡的眼盲老人，我们看到的是一个完全不同的人，这次他从真相退缩至全能感当中，以一种更为极端的方式应对现实。在这两部戏剧中，俄狄浦斯的性格发生了明显的变化，我相信这种变化的发生，是因为俄狄浦斯弄瞎了自己，因此，他将自己置于困境中，就好像是一个攻击自己感知器官的精神病病人。在这两部剧中，俄狄浦斯都表现为不得不逃避现实，但采用了两种截然不同的方法，反映了两种不同类型的人格病

---

① 本章基于斯坦纳的两篇早期论文：《睁一只眼闭一只眼》（Turning a blind eye, Steiner, 1985）和《〈俄狄浦斯在科伦那斯〉中的从真相到全能的撤退》（The Retreat from truth to omnipotence in *Oedipus at Colonus*, Steiner, 1990b）。

理组织的运作[①]。

对这两部剧的惯常解读是，俄狄浦斯是一个与残酷命运抗争的无辜者。本章提出的观点与惯常解读大相径庭，本章的解读源于一位特殊的古典主义学者菲利普·韦拉科特（Philip Vellacott）的作品，他以翻译《埃斯库罗斯和欧里庇得斯》（Aeschylus and Euripides；Vellacott, 1956, 1961, 1971）而闻名。但是，他关于《俄狄浦斯王》的书（Vellacott, 1971）要么遭到大多数评论家的攻击，要么被大多数评论家排挤。虽然我与韦拉科特的一些观点不一致，但我发现，对于我这个精神分析师来说，他的基本方法是极具说服力和启发性的。

当然，有很多关于索福克勒斯戏剧的评论，还有300多篇关于俄狄浦斯神话的精神分析论文（Edmunds & Ingber, 1977），这些我就不做评述了。鲁德尼茨基（Rudnytsky, 1987）的一篇专题论文涉猎广泛，着眼于戏剧的同时，也探讨了它们对弗洛伊德的影响。温宁顿·英格拉姆的书（Winnington Ingram, 1980）是希腊学者著作中很有代表性的例子，他们采纳了经典观点，认为俄狄浦斯不知道自己杀了谁，也不知道自己娶了谁。此外，像大多数学者一样，他认为，在科伦那斯，俄狄浦斯最终能够认识到自己蒙受的冤屈，他通过遭受苦难而成为英雄。当他面对死亡时，他拒不认罪的态度与他的身份相符。

有一点非常重要，理解戏剧的新途径，并不是要取代构成戏剧显性内容的经典观点。然而，就像梦的显性内容一样，我相信我们可以看到存在于戏剧的显性内容之下的各种层次的潜意识和半意识含义，它们使戏剧更具深度，并能帮我们理解戏剧对我们的深刻影响。

---

① 《安提戈涅》（*Antigone*）是底比斯人（Theban）主题的第三部戏剧，它也与本章提到的许多问题有关，但它将使我们离题太远，所以不在本章中讨论。

《俄狄浦斯王》的故事

底比斯的国王拉伊俄斯被阿波罗先知告知，他的命运是死于亲生儿子之手，这便是俄狄浦斯悲剧的开端。为了避免预言的实现，拉伊俄斯和他的妻子约卡斯塔刺穿了新生婴儿的脚，把他交给了一个牧羊人，扔到邻近的西塞隆山上等死。牧羊人同情这个孩子，救了他，于是俄狄浦斯在科林斯王室的教育下长大，自认为是原本无子的珀罗普斯国王和他的皇后梅洛普的儿子。这个年轻人参加了一个宴会，有人喝得多了，暗示他不是父母的亲生儿子。俄狄浦斯并不相信他们信誓旦旦的保证，于是去寻找德尔菲的先知了解真相。

先知在他的血统问题上闪烁其词，反而重复了早些时候对拉伊俄斯的预言，并警告俄狄浦斯他注定要杀死他的父亲，娶他的母亲。为了避免这种命运，并保护珀罗普斯和梅洛普，他决定永远不回科林斯，并启程向相反的方向前行。他来到一个三岔路口，在那里与一辆马车狭路相逢，车前的传令官要把他从路上推下去。他愤怒地反击，乘车人下来袭击他，他报复性地将他和他的四个仆人杀害；但有一个人成功逃跑，并把消息带回了底比斯。俄狄浦斯继续前行，到达底比斯后，他发现这座城市被斯芬克斯统治着，凡是猜不出她谜语的人，都会被勒死。

谜语是这样的："今有一物，只发一种声音，它有两只脚、四只脚和三只脚……但是当它最多数量的脚行走时，速度是最慢的。"俄狄浦斯接受了挑战，解开了谜题，也许因为"两只脚"的单词"di-pous"正是他的名字"狄浦斯"，而"俄狄浦斯"的意思是肿胀的脚，暗指父母对他造成的伤害。他给出的答案是，一个人在婴儿时用四只脚爬行，成年时用两只脚走路，老年时用棍子挂着拐杖蹒跚而行。落败的斯芬克斯自杀了，整个城市感恩戴德，向俄狄浦斯奉上最近空缺的底比斯王位，并将最近寡居的约卡斯塔送与他做王后。

俄狄浦斯统治底比斯达十七年之久，直到这座城市再次遭受瘟疫横行的灾难折磨，他再次请示先知。这就是索福克勒斯的《俄狄浦斯》的开篇。故事开始时，人们恳求俄狄浦斯帮助他们摆脱瘟疫的痛苦。约卡斯塔王后的哥哥克瑞翁打断了众人，带来了他们期待已久的先知口谕：杀害拉伊俄斯的凶手持续在玷污这座城市。俄狄浦斯发誓要揪出恶人并将其驱逐，而年长的预言家泰瑞西斯则被派去指认罪犯。起初泰瑞西斯拒绝指认，但当俄狄浦斯开始像孩子似的对其进行辱骂时，泰瑞西斯怒气冲冲地直接告诉他，凶手是他，是俄狄浦斯杀害了拉伊俄斯，然后，他明确地告诉俄狄浦斯，他并不是珀罗普斯和梅洛普的儿子，而是约卡斯塔和拉伊俄斯的儿子。因此，他才是"这片土地上邪恶的污染者……和他的直系亲人进行了可耻的性交"[1]。

面对这些指控，俄狄浦斯高声谩骂，并指控克瑞翁要密谋推翻他。约卡斯塔走了进来，俄狄浦斯听从了她的劝说，恢复了理智。当她发现泰瑞西斯指控俄狄浦斯杀害了拉伊俄斯时，她向俄狄浦斯保证，先知是不可信任的，她解释说，之前先知告诉拉伊俄斯的预言很明显是错误的，因为预言中所提到的拉伊俄斯的儿子已经被弃于荒野，任其自生自灭了；再者，拉伊俄斯是在一个三岔路口被强盗所害。俄狄浦斯感到不安，开始向约卡斯塔询问国王之死的细节：他是怎么卷入强盗事件的？他长什么样？谁把消息带回了底比斯？然后，他开始解释为什么自己会有不祥的预感，他讲述了在科林斯的出身，对自己出身的怀疑，从先知那里得到的信息，最后详细描述了他在一条三岔路口杀人的经历。如果他杀死的人是拉伊俄斯，那是他命中的劫数。然而，当时的目击者说，拉伊俄斯是被一伙强盗所杀，尽管所有的证据都指向俄狄浦斯，但目击者坚持强盗的那套说辞，直到审讯后才改口。约卡斯塔道出了关于拉伊俄斯的预言，俄狄浦斯讲述了关于他自己的预言，以及俄狄浦斯和约卡斯塔都知道他脚上的伤疤是心照不宣的证据，但他们仍然无视俄狄浦斯的出身问题。

直到科林斯的牧羊人宣布珀罗普斯已死时，这些才被公之于众。俄狄浦斯和约卡斯塔对这个消息感到十分欣喜，似乎获得了一丝安慰，再次证明了预言的虚

---

[1] 《底比斯剧》的引文摘自E. F. Watling（1947）的译文。

假。然后，俄狄浦斯提出了一个荒谬不现实的危险因素，即他可能仍会在不经意间与年老的科林斯女王结婚，约卡斯塔再度安抚他，让他放心。他们对真相知之甚少，这让科林斯牧羊人倍感震惊。他向俄狄浦斯解释了他的出身，因为他自己就是把那个婴儿交给珀罗普斯的人。最后，目睹拉伊俄斯被杀的底比斯牧羊人出场了，并证明他就是当年救俄狄浦斯的仆人。

约卡斯塔现在意识到了全部真相，心神逐渐狂乱，恳求俄狄浦斯不要再追查此事。然而，俄狄浦斯继续否认，甚至引入了一个新的论点。如果他不是珀罗普斯的儿子，他可能根本就不是皇室成员，可能是一个女奴的儿子，而这就是约卡斯塔如此大惊小怪的原因。约卡斯塔破门而出。牧羊人在严刑拷打的威胁下，讲出了整个事情的始末。俄狄浦斯的情绪发生了变化，他放弃了否认和推诿，直面真相，承认自己的罪过。这真是一个史诗级的时刻，在我看来，这就是该剧的高潮。下一幕，一位信使描述了在隐蔽的宫殿内发生的事情。俄狄浦斯发现约卡斯塔上吊自杀了，取下了她的胸针，刺瞎了自己的眼睛。这出戏以克瑞翁掌权，俄狄浦斯被放逐而告终。[①]

韦拉科特的诠释

韦拉科特对《俄狄浦斯王》（1971）的详细分析提出了一种异端的想法：俄狄浦斯和其他人知道他杀死了拉伊俄斯国王并娶了他的遗孀，而他无视自己的所作所为，还觉得自己很无辜。韦拉科特还提到，如果俄狄浦斯追踪所有与其身份之疑相关的线索，他会发现自己是拉伊俄斯和约卡斯塔的儿子，那时他就会意识自己的弑亲和乱伦罪行，在戏剧中，这些罪行在高潮部分被悲剧式地揭露出来。我不是很确定他是否知道所有真相，更有可能的是他只是一知半解，但是决

---

① 戏剧中描述俄狄浦斯面对自己的罪恶和随之而来的灾难的那一部分特别重要，我将在本章后面进一步展开讨论。

定对这一半的真相视而不见。他之所以无知，是因为他自己、克瑞翁、约卡斯塔和底比斯的长老们都不愿意去调查，而这又是因为他们不愿意知道真相。相反，面对难以接受的现实，他们选择睁一只眼闭一只眼。

与之截然不同的是被大众普遍接受的古典观点，即，俄狄浦斯的行为是潜意识的，他是无辜的。因为他的所作所为，他成了一个污秽的人，人们看他的眼神充满了恐惧和怜悯，但他没有理由感到内疚。韦拉科特对文本进行了仔细的阅读，指出索福克勒斯同时提出了这两种观点，这一解释，使得我们联想到临床上所遇到的病人的心理状态，即，有些事情既是已知的，又是未知的。①

一旦我们注意到这种可能性，就很容易看出俄狄浦斯一定已经意识到，是自己杀了拉伊俄斯并娶了他的遗孀。他刚来底比斯时就杀了一个人，此人不光有传令官，还带着一队随行，显然是个重要人物，而且俄狄浦斯刚进城时，一定也发现国王去世的消息笼罩着整个城市。诚然，他和其他人都被斯芬克斯的威胁所困扰，但如果认为俄狄浦斯没有将这些事情联系起来，也太不可思议了。他解开了斯芬克斯之谜，不带任何疑虑地牵起约卡斯塔的手，正如安德烈·格林（André Green，1987）所说，渴望拥有拉伊俄斯的王位和约卡斯塔的床使他成为一个蹩脚的逻辑学家。

后来他问到，为什么没有调查拉伊俄斯的死亡？无论是克瑞翁、约卡斯塔还是长老们都不想知道真相。出于个人原因，他们更愿意接受新国王，乐于看到斯芬克斯被推翻，而不愿再回答令人尴尬的问题。后来我们了解到，泰瑞西斯知道并保守了这一真相长达十七年之久，然后他认为最好不要说话，因为"智慧若无益处，聪明就得吃苦头"。在我看来，很清楚的是，不仅所有的主要人物都睁一只

---

① 事实上，韦拉科特认为索福克勒斯心中有两类观众，一个是对古典观点做出反应的普通观众，另一个是能够超越这种观点的少数精英，看到韦拉科特正在推出的修正观点。我认为韦拉科特的论点站不住脚，因为这部戏剧的伟大之处在于它触及我们每个人内心深处的方式，可以肯定地说，更准确的说法是我们每个人都以两种方式回应，就像俄狄浦斯一样，接受我们既知道又不知道的事实。

眼闭一只眼，而且以一种潜意识的或半意识的方式共谋，因为如果他们中的任何一个人表现出了好奇心，真相很容易就会被揭露。[①]

俄狄浦斯是否也意识到拉伊俄斯是他的父亲，约卡斯塔是他的母亲？这也许不是那么显而易见，但这出戏充满了可以而且应该继续跟进的暗示。俄狄浦斯去请教先知，正是因为他对自己的出身存有疑虑。先知并没有为他消除任何疑虑，但俄狄浦斯为了坚持自己是珀罗普斯和梅洛普的儿子，对此视而不见。随着预言在他耳边回响，他杀死了一个年龄足以做他父亲的男人，并娶了一个年龄足以做他母亲的女人。他和约卡斯塔一样，对自己脚上的伤疤视而不见，他说这些伤疤是摇篮带给他的印记，他名字的来源。

更值得注意的是，在该剧的演出过程中，舞台上的人物和台下观众都被剧作家的技巧说服，对摆在我们面前的真相视而不见。因此，在戏剧的前五分钟里，泰瑞西斯以没有任何可能被误解的方式，明确断言，俄狄浦斯本人就是底比斯被诅咒的污秽者，他与他所爱的人罪恶地结合在一起，他不知道自己是谁的儿子。泰瑞西斯告诉俄狄浦斯，他在阳间与阴间都造了孽，最后，他父母的诅咒会将其赶出这座城市。俄狄浦斯认为这是一个诋毁他的阴谋，并以辱骂和驳斥回应。长老们面对这个他们尊敬的程度仅次于太阳神阿波罗的人，听到他如此清晰和坚定的表达，唱着"流血的人啊，无名恶行之人"，并问道，"这个人是谁，他在哪里？在森林或山洞里，一头野牛在山上游荡"。他们显然不想建立这种联系，我们观众在观看剧时也不想。我们知道真相，但对它视而不见，因为我们认同了眼前的人物。

从某种程度上来说，俄狄浦斯能够隐藏他有罪的秘密，归功于他自己和周围的人，他统治底比斯一直到发生了第二次瘟疫，此时，瘟疫攻击所有与繁殖有关的东西，人们才开始寻找真相。到目前为止，我们已经掩盖了真相，现在揭露真相的时候到了。我发现，一位与众不同的戏剧导演是这样说的：亲爱的，很遗憾

---

① 斯图尔特（Stewart, 1961）从略微不同的视角讨论了约卡斯塔的同谋。

地告诉各位，之前没有人理解《俄狄浦斯》不是关于真相的揭示，而是关于真相的掩盖。所有人从一开始就知道俄狄浦斯是谁，每个人都在掩盖。就像水门事件一样。就像整个历史一样，谎言是社会的基础。(Pilikian，1974)

然而，事实上，当他被迫面对现实、无法继续掩盖真相时，俄狄浦斯表现出极大的勇气。这对他来说并不容易，我们看到他的内心在矛盾中摇摆和挣扎，这只会让人们对他的最终成就更为赞叹。我要说的是，在《俄狄浦斯在科伦那斯》中，这种走向真理的运动被悲剧地逆转了，我也要感谢菲利普·韦拉科特对这部戏剧提出的奇谈怪论。我相信这种逆转实际上始于第一部戏，当时俄狄浦斯弄瞎了自己，在阐述韦拉科特对《俄狄浦斯在科伦那斯》的看法之前，我将再次回顾《俄狄浦斯王》的高潮。在我看来，索福克勒斯认识到，当真相被完全揭露时，它是如此可怕以至于无法忍受，俄狄浦斯通过自残的方式从真相中退缩。

俄狄浦斯刺瞎自己的双眼

当戏剧接近高潮时，终于认识到真相的约卡斯塔冲进了宫殿，留下俄狄浦斯单独审问牧羊人，牧羊人最终揭露了整个故事。如今，俄狄浦斯在寻求真理的过程中表现出了如此矛盾的心理，他以极大的勇气，毫不推诿或辩解地接受了这一事实。他只是说："唉！都出去！所有人都知道了！不许再隐瞒！哦，光！愿我不再仰望你，因为我已被揭露，生而有罪，婚而有罪，流血而有罪。"

他说着这些话，继约卡斯塔之后走进了宫殿，尽管他面临着巨大的负罪感，此时，他彻底认识到了自己的罪恶，似乎还能承受这种感觉。我们只能在外面和歌队里的长老们一起等待，直到一段时间后，一个信使从里面出来，我们终于知道发生了什么事。很明显，发生了巨变，曾经的痛苦和悲伤的气氛已经被恐怖气氛所取代。信使开始说：

啊！各位最尊贵的底比斯城的领主们，为你们将要听到的事哭泣吧！你们一定要看一看……伊斯特河之水加上西斯河之水，都无法将

> 这座宫殿内的污秽冲刷干净，无法冲刷那些即将公之于众的蓄意行
> 为，可怕至极的行为，恣意选择的……首先，简言之，王后陛下已死。

蓄意的、恣意选择的行为，指的是王后自杀和俄狄浦斯刺瞎自己的双眼，它们被描述得非常详细。

首先，我们听说，约卡斯塔跑向她的婚床，呼唤拉伊俄斯，然后俄狄浦斯在宫殿里徘徊，喊着要剑。"剑，剑！"他哭喊着，"那个妻子——不是我的妻子——那片孕育我的土地，也是我收割的土地！"信使继续说道，

> 伴随着狂野的喊叫声，他猛地扑倒在锁着的门上，用力把插销拧
> 下来，跌跌撞撞地走了进去。我们看到一个打结的钟摆，一个套索，一
> 个被勒死的女人在我们眼前晃来晃去。国王也看到了，他发出了令人
> 心碎的呻吟声，解开绳子，把她放在地上。但更糟糕的还在后头。她的
> 衣服上别着一枚金色的胸针，国王扯下胸针，伸直手臂，猛地刺进双
> 眼，从此，他再也看不见自己的羞耻、罪恶，再也不会看到那些他本不
> 该看到的东西，也不会再看到他所渴望的东西，往后余生，他只能看
> 见黑暗……在狂野的旋律中，他一次又一次地刺穿自己的眼球，直到
> 血淋淋的泪珠沿着他的胡子滚落下来，那不是一滴一滴的血泪，而是
> 一股一股的血泪，像猩红的雨，像大瀑布一样倾泻而下。因此，两个戴
> 罪之人；不是一个人，而是男人和他的妻子，两个人共同受到了惩罚。

当我们认识到内疚变成了仇恨，仇恨变成了悲惨的自我伤害时，这些描述让我们感到恐惧并心生怜悯。早些时候，当这部剧走向高潮时，我们看到了一段缓慢而迟疑的探寻真相之旅，因为俄狄浦斯努力克服自己和约卡斯塔不愿意接受真相的心理。然后，当约卡斯塔进入宫殿后，他勇敢但短暂地确认了真相。但在那种情况下，他再也无法忍受，他的内疚变成了仇恨。很明显，当俄狄浦斯在找一把剑时，他打算威胁甚至杀死约卡斯塔，毫无疑问，他已经对她充满恨意，可

能是因为根据牧羊人的证词，他意识到，她是在他婴儿时期企图杀死他的共犯 (Rudnytsky, 1987)。也许，他憎恨约卡斯塔的原因始于他意识到她对拉伊俄斯的 忠诚，他们曾串通一气地想毁掉他。然而，约卡斯塔的自杀是一场更具灾难性的 背叛，使得已经背负沉重内疚感的俄狄浦斯，悲痛交加。这两件事使他认识到， 他失去了她，而她应该是一个可以帮助他承担罪疚的盟友，也是一个应该与他分 担罪责的帮凶。现在，他真的失去了她，我相信正是这种丧失让他的内疚变得难 以忍受，并导致俄狄浦斯把之前指向约卡斯塔的仇恨，在这之后转向了自己。

最重要的是，他攻击了自己的眼睛，眼睛是连接他无法忍受的现实的纽带， 他试图通过破坏自己的体验和感知能力，来消除痛苦的根源。后来他解释说，如 果可以，他也会把自己变成聋子。"如果我有办法堵住那条通道，我绝不会罢休， 直到我把这耻辱的身躯完全囚禁在绝对的空洞之中。心灵若能停留在痛苦无法 触及的地方，那才是真正的平静。"

当俄狄浦斯从宫殿中出来时，歌队里的长老们对他的所作所为感到震惊。他 们说："啊！可怕无比！这是我见过的最丑陋的毁容！啊，残酷无情的痛苦！是 哪位命运之魔以迅雷不及掩耳之势把你打倒了？……那双眼睛……你怎么能做 出这种事来？是什么邪恶的力量驱使你走到这一步？"他们惊悚的反应，指出了 自残行为的严重性，这是无法修复的，也无法弥补，这甚至比乱伦和弑父的最初 罪行还要严重。

我相信这些观察可以帮助我们理清俄狄浦斯情结内疚的本质，并思考是什 么让它可以忍受或无法忍受 (Steiner, 1990a)。对于一个孩子来说，幻想自己可 以摆脱父亲，从而拥有自己的母亲是很正常的，而这种幻想的罪恶感只有在俄狄 浦斯式罪行全部被揭露时，才真正具有淹没性。让孩子感到恐惧的是，这位母亲 没有因为儿子取代了丈夫的位置而高兴，反而对俄狄浦斯式的谋杀感到震惊，而 这场攻击的本质是针对这对父母和他们的关系的。

事实上，尽管实际的犯罪可能以弑父的形式出现，但往往是孩子的母亲更被 憎恨，因为她激发了孩子的欲望，然后又背叛了他，因为她更喜欢孩子的父亲。

当母亲的死亡成为俄狄浦斯式幻想的一部分时，其他仇恨母亲的原因就会暴露出来，特别是，对作为原初好客体的乳房的妒忌。

我们还可以看到，他母亲的死是多么出人意料，而对俄狄浦斯来说更是倍感震惊。毕竟，弑父和娶母是预言的一部分，但并没有人警告俄狄浦斯，说他的罪行会摧毁他的母亲。没有一位先知说他会逼死自己的母亲。他可以辩解，他从来没有想要摧毁她，只是想占有她，直到他看到她的尸体；他可以争辩说，他爱他的母亲，正是这种爱导致俄狄浦斯的罪行。恐怖和震惊似乎使他完全措手不及，这种内疚感似乎是不公平的，当它变得无法忍受时，就变成了仇恨和绝望。

《俄狄浦斯王》的结尾是俄狄浦斯乞求被驱逐出底比斯，这样他就不会再玷污这座城市。索福克勒斯在《俄狄浦斯在科伦那斯》中再次讲述了这个故事，这本书写于二十年后，我们发现俄狄浦斯不仅幸存了下来并且他将再次获得胜利。这一次，他转向全能，通过成为一位圣人，得以战胜自己内心的绝望。这是一种躁狂式的胜利，它的操控力和冷酷无情令我们感到害怕，它的夸大给我们留下了深刻的印象。但在韦拉科特（1978）的观点中，我认为最有说服力的一点是，这一表现是对真理的退缩，是对内在现实的逃避，是对人类价值的抛弃。

《俄狄浦斯在科伦那斯》的故事

在这部戏剧中，我们看到俄狄浦斯已然是一位在乡间漫步的盲眼老人，他忠实的女儿安提戈涅为其带路。俄狄浦斯最终被驱逐出底比斯，他拖了好久，决定开始寻找一个死亡之地。他的两个女儿为了他放弃了自己的生活。安提戈涅负责在俄狄浦斯的行程中做他的向导和支持，而伊斯梅涅则待在家里照看他的财产。相反，他的两个儿子厄特克勒斯和波吕尼斯却拒绝帮助他们的父亲，并准备在底比斯争夺王权。厄特克勒斯与克瑞翁一起待在底比斯城中，而波吕尼斯则撤退到阿尔戈斯，他在那里集结了一支军队。

俄狄浦斯来到距雅典城近2000米的小村庄，那里是提修斯国王统治的地方。

俄狄浦斯无意中发现了尤梅尼德斯的小树林，科伦那斯的长老们对他能跨入如此神圣的地方感到震惊。然而，俄狄浦斯认为这是神的旨意，因为阿波罗曾向他承诺，他将在一个神圣的地方找到庇护所，结束他的痛苦。当长老们发现俄狄浦斯是谁时，他们更加震惊，很明显，他的故事是众所周知的。他们坚持要他离开，当安提戈涅恳请长老们施以同情时，他们回答说，他们也同情她，但敬畏他们自己的神。俄狄浦斯抗议说他是无辜的，并坚持说他是一个会给雅典带来巨大利益的圣人。长老们似乎很敬畏他，同意了他的请求，并派人去找提修斯国王。

与此同时，伊斯梅涅从底比斯带来了她两兄弟相争的消息，也带来了来自特尔斐的一项新法令，该法令规定，无论谁为俄狄浦斯的尸体提供避难所，都将受到神的庇佑，并在战斗中受到保护。因此，波吕尼斯正在寻找俄狄浦斯，也是因为克瑞翁想把他的尸骨带回领土，埋在边界附近。他的罪孽没有被遗忘，他也不能真正进入底比斯，但如果他被埋在附近，底比斯仍会得到庇护。

当提修斯到达时，俄狄浦斯将自己的遗体作为礼物献给雅典，以换取他可以埋葬在科伦那斯那片神圣树林的圣地中。提修斯和长老们一样，似乎很敬畏他，也同意了。克瑞翁出现了，要求他们归还俄狄浦斯，俄狄浦斯以满腔仇恨回应之，他强烈抗议，带着正义的愤怒声称自己无罪。克瑞翁试图用武力将他带走，与此同时，绑架了他的女儿们。但长老们介入了，提修斯回来救下了俄狄浦斯，随后伊斯梅涅和安提戈涅也获得了自由。接着，波吕尼斯恳求他的父亲，但被俄狄浦斯拒绝了，还被他无情地诅咒，俄狄浦斯不顾提修斯和安提戈涅的反对，拒绝缓和对儿子的态度。

最后，俄狄浦斯以其特殊的宗教意义，为自己的死亡和荣耀做好了准备。只有提修斯知道他确切的埋葬地点，这个秘密将被传给雅典未来的统治者，他们将确保此地坚不可摧。

如果我们把这部剧里俄狄浦斯的性格和《俄狄浦斯王》中的性格进行比较，就会对他身上的变化产生深刻的印象。我们眼前看到的这个人，不再是那个承认自己的罪疚，以及在发现了自身罪过的本质真相后被击垮的那个人，而是一个傲

慢自大的人，反复地在为自己辩解，站在优越自大的高度，用冷酷和残忍的态度
与所有人联结，甚至包括自己的儿子，他在彰显神性的同时，也丧失了他好不容
易才获得的人性（Vellacott, 1978）。

　　这一点显而易见，首先，俄狄浦斯一遍又一遍激昂地、自以为是地宣称自己
是无辜的。例如，他在向科伦那斯的长老们讲话时说：

　　　　"我一直在受苦受难，一身的能力却做不了什么，也许你们也听说
　　了，还需要我说出来吗？我只能说，我的父母所做的这些……我能理
　　解你们为什么感到恐惧。我是罪人吗？以恶报恶——这不是罪，即使
　　是有意为之，也不是罪。我不知道，我走过了一条什么样的路。他们知
　　道，那些为我设计陷阱的人，他们知道！"

　　随后，歌队指出，毕竟他杀了自己的生父，俄狄浦斯回答说，他这么做是为
了伸张正义："是正义之举。你应该听说了。我所杀的人，他想要先杀死我。我对
我所做的事一无所知，是无辜的，律法都宣告我无罪。"

　　在与克瑞翁的争论中，他为自己辩护如下：

　　　　"我一生清白，请尽你所能去寻找所谓的罪恶的秘密吧，这是一个
　　错误，我却遭受了惩罚，这个过错让我的每一滴鲜血都受到了诅咒。
　　或者你告诉我，如果上天告诉我的父亲，他注定要死在亲生儿子之手，
　　你凭什么指责我？当上天传达旨意的时候，我还是一个未出世的孩
　　子。不仅是未出生，他们可能还没怀上我。如果我出生的时候，就是为
　　了遭受这场灾难，碰巧偶遇自己的父亲并杀死他，而我根本不知道他
　　是谁，也不知道我做了什么，你怎么能把这种无心之罪归咎于我呢？"

　　他继续说道：

　　　　"可是我必须再说一遍！无论是我的婚姻，还是我父亲的死，我没
　　有被定罪，也不会被定罪，而你们一直在向我发泄怨恨。请回答我这

个问题:如果此时此地,有人走上前来威胁要夺走你的生命,你无辜的生命,你会停下来问他是不是你的父亲,还是会对他动手?我相信你热爱生命,你会以其人之道还治其人之身,而不是寻求律法的援助。这就是我的情况,这是上帝的安排。即使我的父亲大人死而复生,他也不会否认这一点。"

韦拉科特指出,这些论点必须结合当时的背景来理解,因为如果一位先知告诉你,你注定要杀死你的父亲,那么如果一个和你父亲年龄相仿的男人威胁你,你是会犹豫的。此外,这些辩护是自相矛盾的。即使,你不知道眼前被你杀害的人是谁,那你也不能因为当你是婴儿的时候,你的父亲想杀死你,以此作为你杀人的正当理由。俄狄浦斯似乎在说:"我不应该受到谴责,因为他先打了我;我不应该受到谴责,因为我不知道我杀了谁,也不知道我娶了谁! 我终于伸张了正义,因为他们想在我还是婴儿的时候就杀了我!"

俄狄浦斯认为自己是纯洁和神圣的,所以,他的态度变得傲慢冷酷和自大,而不是先前那样,能够承认自己是有责任和有罪的。在他与克瑞翁的争吵中,特别是在拒绝自己儿子的时候,他相信自己是正确的,自己有权利充满愤怒。他诅咒波吕尼斯,不是因为波吕尼斯对自己的城市底比斯发动战争,也不是因为他威胁要摧毁自己的兄弟,而是因为波吕尼斯在俄狄浦斯被放逐时没有提供帮助。带着无法平息的仇恨,俄狄浦斯宣称:

"把这句咒语塞进你的耳朵里,愿你永远不会击败你的祖国,永远不会活着回到阿尔戈斯,愿你在杀死对手的同时,也被杀死,死在与你流着相同的血的族人手中。这是我的祷告。"

以这种方式,俄狄浦斯的两个儿子都受到了诅咒,这种情感基调让人想起了上一代人,拉伊俄斯对婴儿俄狄浦斯的憎恨。

虽然我们对俄狄浦斯的愤慨和冷漠感到胆战心寒,也意识到他背负着可怕的内疚感，渐渐地，我们意识到这些感受是如此让人难以忍受，于是我们开始同情和怜悯他。观众在看剧时，内心唤起了人类的情感，这与俄狄浦斯的敌对、仇恨和固执形成了鲜明的对比。这些人类的情感主要体现在安提戈涅这个角色身上，她试图劝俄狄浦斯缓和对波吕尼斯的仇恨态度。

> "你是他的父亲，即使他对你做了最残忍、最恶毒的事，你也不能再去伤害他。让他回来吧。许多父亲都有任性的儿子来惹他生气，但令人宽慰的朋友能使他们不再愤怒。忘记现在，想一想那些因为你的父母而发生在你身上的痛苦经历。难道它们不会提醒你，愤怒的冲动会带来什么恶果吗？我想，丧失双目的经历，也一定让你学到了什么。"

韦拉科特认为，索福克勒斯用安提戈涅来讨论道德的本质和起源。如果不把道德看作绝对准则，那它的起源是哪里？难道不是对骨肉亲情的尊重吗？如果因为其他情况，将这种尊重搁置在一边，那还有什么其他的道德权威有望被树立起来（Vellacott，1978）？在这里，忠于家庭的原则与复仇的法则存在直接的冲突。这出戏平衡了以俄狄浦斯为代表的神圣权威和以安提戈涅为代表的善良权威。

与安提戈涅的人性相比，我们可以看到俄狄浦斯是如何根据以牙还牙、以眼还眼的法则，将道德的严厉性理想化。当他把自己提升到神的高度时，感到内疚似乎越来越不合适了。众神对愤怒很熟悉，但他们不会承认错误，内疚感对他们来说也是陌生的。

俄狄浦斯不得不面对死亡，在这个过程中，他接触到了最深切的焦虑，因为他进入了未知的世界，告别了那些支撑他生活的人，尤其是他的家人。说再见就是面对丧失，而且以这样的方式面对自己的死亡也包含了哀伤。韦拉科特认为，正是人的必死性，即他必然会死亡的真相，在他身上创造了诸神所缺乏的道德维度。我相信，该道德维度的产生，正是基于我们面对必死现实时的哀悼行为。在这些与现实的对抗中，我们不得不面对痛苦和内疚感，它们是如此令人难以忍受，并且可以导致我们从真理退缩到全能当中。

最后，我想简单地比较一下俄狄浦斯处理现实的方式。我认为，在他瞎眼之前，我提出主要的机制是睁一只眼闭一只眼，在科伦那斯时期，他被驱逐，那时似乎变成了全能自大和自以为是。

逃避现实的两种方法

诸如睁一只眼闭一只眼这样的机制，非常适合隐藏事实，让人们同时知道和不知道，这可能是高度病态的，会导致对真相的扭曲和失真表征，并且认识到这一点也很重要，即它们也折射出对真相的尊重和恐惧，正是这种恐惧导致了共谋和掩盖真相。这种机制与那些应对真相的变态方式有关，我们可以这样认为，对真相的变态处理，导致对真相的扭曲和失真表征。俄狄浦斯采用了一种心理状态，可以将其看作一种远离现实的精神避难所，一种对焦虑和内疚的防御。该精神退缩建立在一个病理组织的基础上，这个组织以客体相互勾结而形成，客体以各自不同的动机否认现实。这似乎对他很有帮助，直到瘟疫暴发，瘟疫可能代表了被掩盖的堕落，使他开始挣扎地面对真相。也许就像中年危机（Jaques，1965）一样，现实迫使他不得不面对以前没有完全解决的问题。

在《俄狄浦斯在科伦那斯》中，现在，俄狄浦斯实际上是失明了，不能再睁一只眼闭一只眼，但他却化作权威，事实上是神权，这样就拥有了说服力和道德信念，使他能够蔑视真理。他并不否认事实本身，现在假装自己没有杀父娶母也来不及了，但他否认责任和罪行，并声称，不是他造成了这些不公的行为，而是这些行为让他遭受了不公平的对待。诸神将他挑选出来，犯下最可怕罪行，现在承诺要把他塑造成一个英雄，并把他提升到近乎神的位置（Winnington-Ingram，1980）。他不再表现出对现实的尊重，并撤退到全能感当中，此时，再去感到羞耻，或者试图隐瞒自己的罪行，已变得不合时宜。

基于从真理撤退到全能感而产生的这种与现实的关系，与之前睁一只眼闭一只眼时期的十分不同。在精神退缩中，现实被摒弃，这里以人格病理组织为基础，由声称尊重其神性和权力的全能人物组成。真相不需要争辩或辩护，感到羞耻和内疚不再合时宜。的确，正是由于缺乏羞耻感，这些与全能人物的联盟变得如此危险，因为对破坏性和残忍的正常限制已经不起作用了。

在核心家庭中，当个体与原初客体的关系出现了根本性错误时，就会出现这种联盟。正是这些人物，当然主要是他们的父母，构成了正常的超我，而且因为超我来自人类形象的内化，所以正常的超我是一个具有寻常人的希望和恐惧的人。如果这些客体被摧毁，或者如果父母的意象被原始施虐狂的投射过度扭曲，就会产生一个更原始、更强大、更残酷的超我（Klein，1932）。如果内疚感变得难以忍受，就会对感知的自我进行自残式的攻击，由此造成的伤害留下了一种缺陷，这种缺陷只能通过全能感的方式来弥补，因为普通的人类形象太弱了，无法提供帮助。

然后，个体被更可怕的力量所控制，由于这些力量包含了自体的投射部分，因此产生了一个复杂的结构。这里，又出现了一个人格病理组织，但它是在更原始的层次上组织起来的。尽管所有的病理组织在结构上基本上都是自恋式的，但它们在形式上却有着明显的不同。当他们表现出妄想型夸大时，就像《俄狄浦斯在科伦那斯》中那样，他们似乎保护了个体，使其免受偏执-分裂位的失整合与碎片化的威胁。有时候，精神退缩及其病理组织的精神病性属性，是显而易见的，但是在一些危机时刻，它的精神病性特质可能更难被识别出来。在这些时候，我们所有人都在追求全能感，以至于我们准备把在正常情况下会被认为是疯子的人来当作英雄。

韦拉科特认为，索福克勒斯在整个剧本中将神圣与好相区分。在危机时刻，好被视为我们无法承受的弱点，因为生存需要依赖强大的神，而神的圣洁不容置疑。如果这些好能够被放置在一个团体中或某个人身上，在那里它可以继续存在，直到它可以再次被识别，那么我们是幸运的。在《俄狄浦斯在科伦那斯》的结尾处，歌队将俄狄浦斯比作"寒冬中，汹涌北海中的一块岩石，面对着从四面八方不断袭来的逆境巨浪的猛烈攻击"。很明显，对他来说，力量是第一位的，而希望留存在向提修斯恳求的安提戈涅身上，"那么，请你保佑我们平安返回古老的底比斯。回去，我们也许可以阻止将毁灭我们的，同胞间相互厮杀血流成河的厄运之浪"。

❧ 第 11 章 ❧

精神分析的技术问题：以病人为中心和以分析师为中心的诠释

当与过度撤退到精神退缩中的病人展开分析工作时，我们面临重大的技术问题。病人深陷困境，却让人无法触及，这会让咨询师感到挫败，这种挫败感也是分析师的一大挑战，他必须避免在绝望中被迫放弃，或反应过度，并试图用一种过分强硬的方式来克服病人的对立和阻抗。当病人和分析师持有不同的目标时，很容易发生这种情况。病人感兴趣的是恢复或保持他的平衡，也就是通过撤退到精神退缩中以获得平衡，而分析师关心的是帮助病人从精神退缩中出来，帮助他获得对自己心智运作方式的领悟，并促进其继续发展。

约瑟夫（1983）曾指出，在这种精神状态下，病人对理解没有兴趣，他可以将分析用于各种目的，而非获得对自身问题的领悟。在这种情况下，病人关心的重心是通过建立一种精神平衡来获得解脱和安全感，因此他无法将自己的兴趣转向理解。对病人来说，当务之急是摆脱他不想要的心理内容，把这些内容投射给分析师，因此他无法再将这些内容带回自己的心智。他没有时间或空间去思考，他害怕检查自己的心理过程。在这里，语言的首要功能不是用来传递信息，而是被当作行动来使用，目的是对分析师产生影响，而分析师的语言也同样被感受为一种行动，用来表示分析师的心理状态，而不是向病人提供领悟。如果分析师认为他的任务是帮助病人获得理解，而病人又不愿意或不能容忍这样的理解，那么就有可能陷入僵局。这样的情况并不罕见，而且对病人和分析师来说都是令其苦恼的问题。

　　在本书中，我探讨了病人在与分析师以及与现实的接触中，采用的几种方式：回避、扭曲和失真表征，我还描述了当现实难以忍受时，各种机制是如何发挥作用的。当这些机制被焊接成一种人格病理组织，为病人提供了逃避现实的机会时，分析师只有在服从组织强加的规则时，才可能被接纳。分析师被施加压力，要同意病人设定的限制，这可能意味着某些类型的诠释要么不被允许，要么不被听取。如果分析师变得过于坚持，认为他的任务是帮助病人获得领悟和发展，可能会让病人更固执地撤退到精神退缩之中，并可能会形成一个极难谈判的僵局。另一方面，如果分析师采取过于被动的立场，病人可能会觉得分析师已经放弃了自己，也可能会认为分析师已被击败，或与变态组织不正当地勾结在一起。

　　在这种情况下，之所以产生难以应对的技术问题，部分原因是分析师的内在被唤起了不舒服的反移情感受。通常，病人能敏锐地意识到分析师的不安，但不能认识到在促成该局面中他自己的作用，并且不知道或不关心自己的内在问题。分析师的诠释被病人视为一种入侵，威胁到了他在精神退缩中的位置，他担心如果他从退缩的保护中出来，他将面临被迫害的崩解或者难以承受的抑郁之苦。

　　在这一章中，我想在理解和被理解之间做一个区分，并指出有一些病人：他们对获得理解，也就是理解自己不感兴趣，但他们可能仍然迫切需要被分析师理解。有时，在意识层面上，这被体验为一种被他人理解的渴望，有时候更是一种潜意识的交流。一些病人似乎很讨厌与被理解有关的想法，并试图否认它，摆脱一切有意义的联系。实际上，即使与这种病人工作，分析师也需要注意到正在发生的事情，识别出自己的处境和困境。

　　病人的移情往往充斥着他无法应对的焦虑，而分析情境必须能够容纳这些焦虑。这种容纳取决于分析师的能力，能否基于自己的反移情反应，进而识别和应对病人投射来的东西。经验表明，如果分析师坚持向病人诠释或解释他的想法、感受或行为，这种容纳就会被削弱。在病人的感受中，这样的诠释是缺乏容纳的表现，而分析师正在把他投射出的元素推还给他。正是因为病人无法自己应对和处理这些元素，所以才将它们投射出去，而他迫切需要这些元素可以继续驻留在分析师处，并在投射状态中被理解。

在这种情况下，一些分析师倾向于以这样一种形式表达他们的诠释，即病人更感兴趣的是分析师的脑子里在想什么，而不是他们自己的内在发生了什么。在这种情况下，病人最关心的是他对分析师的感受，而为了强调这一部分，分析师会这样处理，比如，"在你的体验中，我是……"，或者"你害怕我……"，或者"当我……的时候，你松了口气"，或者"刚才我……的时候，你开始焦虑了"。我认为这种诠释是以分析师为中心的，与以病人为中心的诠释有区别。以病人为中心的诠释是经典的方式，即对病人所做的、所想的、所渴望的事情进行诠释，通常也会诠释与之相关的动机和焦虑。一般来说，以病人为中心的诠释更关注传达理解，而以分析师为中心的诠释更可能给病人一种被理解的感觉。

当然，两种类型的移情诠释之间的区别是概要式的，在更深层的意义上，所有的诠释都以病人为中心，表明分析师试图理解病人的体验。问题在于，要识别出病人的焦虑和担忧聚焦在什么地方。在实践中，大多数的诠释同时考虑到病人的感受和病人以为的分析师的感受，也会同时提及病人和分析师。当我们说"在你的体验中，我是……"，或者"你害怕我……"，尽管我称它为以分析师为中心的诠释，但以病人为中心的元素也会呈现出来，因为我们谈论的是病人的"体验"和"害怕"。再则，很明显，这种区别更多地取决于分析师的态度和心理状态，而不是他使用的措辞。如果分析师说"你把我看作……"，并暗示病人的观点是错误的、伤感情的或者有些让人讨厌的，那么诠释的重点就在于病人身上发生了什么，主要是以病人为中心的。我使用以分析师为中心的诠释时，更关注的是：分析师必须有一个开放的心态，愿意考虑病人的观点，并以探究的精神努力理解病人的意思。尽管这些考虑使两种诠释之间的区别变得复杂，并暗示它们之间的差别是细微的，但为了清晰起见，我将把它们视为不同的。这两种诠释对于理解病人的整体情况都是必要的，如果过度使用这两种诠释，而没有适当注意病人对诠释做出反应的反馈信息，那么，这两种诠释都存在危险。

有时以病人为中心的要素被进一步阐述，我们可能会说一些像"你试图让我感到……这样那样"，或者"你刚才对我的攻击导致了这样或那样的结果"。这种诠释将病人所做的、所想的、所渴望的事情与分析师的状态之间引入了一个联结。有时，会将这种联系添加到以分析师为中心的诠释中，用"因为"的句式来表达。我们可能会说："你害怕我因为你做了这样那样的事情而生气。"这种联结是深入分析工作的核心，但对于陷入人格病理组织的病人来说尤其困难。诠释中的这种联结会暗示病人，他不仅有能力对自己的行动感兴趣，而且有能力为自己的行动承担责任，这意味着他具有一定程度的独立性，也挑战了病理组织的主导地位。特别是在这些病人中，在分析的早期阶段，有必要认识到这两种诠释和由诠释引发的联结所带来的问题。

临 床 材 料

我相信这两类移情诠释之间的区别，可以帮助分析师审视自己一直在努力解决的技术问题，并能帮助分析师在适当的时候，在两类诠释之间进行转换。为了探究这些问题，首先，我将简要地回顾我在第6章中详细讨论过的一个精神病病人（C先生）的材料。

这个病人的想法非常偏执和具象，他扬扬得意地说自己有能力伤害分析师，他把这种能力与小时候他在母亲乳房感染时伤害母亲的方式联系起来。接着，他宣布打算换工作，这意味着要结束分析，一想到要失去这个病人，分析师就感到很悲伤。这让分析师做出了一个以病人为中心的诠释，说病人想要摆脱自己的悲伤，并希望他，分析师，去感受分离和丧失的痛苦。病人说"是的，我也可以对你做出你对我做过的事。你在我的掌控之中。这是一种均衡"。过了一会儿，他开始抱怨自己被下了毒，在讨论了政府的核威慑政策之后，他又抱怨胃痛和腹泻，并解释说，他必须把分析师的每句话都排泄出来，这样才不会因为被污染的奶而受毒害。

　　我觉得，他认为以病人为中心的诠释具有威胁性，使他暴露在悲伤、焦虑和内疚的感受当中，这些都与他失去分析师有关。他觉得这种诠释迫使他把这些感觉带回到自己身上，他把它们具象地感受为一种毒药，并试图通过粪便将其排出。病人通过谈论核灾难，表明了他的焦虑是灾难性的。他需要分析师认识到，只有分析师同意在自己的心灵中，抱持这部分与丧失有关的体验，并且不去过早地将这些体验还给病人，以此挑战其精神病性组织，他才能与分析师维持关系。在经历了短暂的丧失感之后，病人宣称他会把分析师说的每个字都排泄出去，此时，病人的精神病性过程再次出现。

　　这种情况下，即使诠释是正确的，也可能是令人无法忍受的。精神病性过程使经验变得如此具象化，以至于领悟力变成了毒药，必须通过粪便排出。当分析师暗示病人想要摆脱他的悲伤，并想让分析师感受到分离和丧失之苦时，他在病人的愿望和分析师的精神状态之间建立了联结。病人觉得分析师不赞成这些愿望，并正将这些痛苦的感觉推回到病人身上，这导致他再次退回到精神病性组织的保护之下，并断言令人不安的领悟是毒药般的存在。

　　如果病人没有精神病性的问题，并且更能容忍洞察力和领悟力的出现，那么情况就有所不同。我接下来要讨论的临床案例就是这种情况，这是一位40岁的女学者（G女士），此时，她已经接受了两年的分析。当她还是个孩子的时候，她习惯性地退回到一个幻想的世界里，在那里，她与书里或电视里的人物连接在一起，以逃避周遭家人带给她的痛苦和焦虑。在个人史中，她提及许多极度令人不安的、野蛮的甚至暴力的行为，她经常发现自己处于一种近乎被剥削、受虐待甚至危险的境地。在她的青春期尤其如此，现在她14岁的女儿也在重复这种经历，给她带来了巨大的困扰。

　　在缺席了周一的分析后，她在周二开始说，"我想知道你是否收到了这个信息。那个接电话的女孩对我说，她会把留言放在你的抽屉里。这类留言的命运我心知肚明。星期天的时候，我还想过要不要给你家里打个电话。"

"在地铁上，我想象着遇到一个我认识的人，他会问：'你好吗？'我会回答：'很好，只是我的部门在崩溃中，我女儿跑了而我不知道她在哪里，我丈夫觉得受够了、很无助，除此之外我很好。'"

她继续解释说，她之所以错过周一的分析，是因为她决定参加一个与大学财务主管讨论财务问题的重要会议。她周末就知道了这件事，然后在思考是否要给我打电话，看我是否能提供另一个分析时段。然而，她周一早上才给我的秘书打了电话，但又怀疑我收不到信息，于是在原定的分析时间再次打电话解释说她不会来了。事实上，就在她去参加会议之前，有人告诉她最好不要参加，她说这些人在暗示她，说她是个累赘。她补充道，在会议上，她同事表现得像是在演戏，因此，与财务主管的谈判变得拐弯抹角。

很明显，在病人和分析师之间已经出现了一个复杂的沟通和活现。作为一个病人，想要向她的分析师传达一个信息，但遭遇了多重阻碍。作为一个女人，她明知身边有诸多灾难，依旧告诉她的朋友一切都很好。作为一位教授，要参加一个重要会议，但被告知她是不被需要的累赘。这些故事都有强大的移情暗示，我相信这种暗示的核心是，病人需要与分析师取得联系，让分析师知道，存在一些急需关注的严峻问题。在分析中，这种传递信息的需求是互动的核心，但由于其他动机，使得该需求变得复杂。例如，我们可以发现她有着变态的一面，讨厌别人理解她，阻碍或破坏交流，使一切事情都不那么直截了当。在地铁上对想象中的朋友的回复，不仅仅是表达她的感受，同时很可能让听者感到非常不安、内疚和困惑。

在这种情况下，我相信我们可以将注意力集中在病人或分析师的心理状态、心理机制和行为上。最终，分析的目的是帮助病人了解自己，实际上，对临床材料的诠释可以用来探索她的反应和行为方式。然而，在这个例子中，我相信病人主要关心的是客体的行为方式。她觉得，因为我的原因，她不能在周末轻易地与我取得联系，她必须克服这样一种感觉，即如果她侵扰到我，她就是一个累赘，一个不受欢迎的人。在意识层面，她觉得自己已经尽了最大努力，试图与我的秘书取得联系，而她也应该知道，她留下的信息理应被传达给我。当她在想象中，说自己一切都很好时，她一方面是在讽刺，另一方面是想让我感到不舒服。此外，她还有可能是在演戏，所以不清楚她的内心现实是什么。我认为，她觉得必须要说自己很好，然后继续使用某种应对机制，这一过程中有一些绝望和无助的成分。她的这个表达，尽管明确地否定了感觉良好，却让分析师很可能选择忽略这种讽刺，无视从她那里听到的所有证据，竟然以为她真的很好。她自己有时也确信，事实就是如此，是别人在无谓地大惊小怪。这些想法让我觉得，尽管她并不总是能够进行直截了当的谈判，但她需要我认识到她的绝望，她害怕我更倾向赞同她，似乎岁月静好，即使我非常清楚事实恰恰相反。

在这种情况下，我们似乎完全可以使用以病人为中心的诠释，例如，讨论她如何使用讽刺、挑衅和被动来制造一种被误解的局面，但我想，她会把这种诠释体验为对她的要求，让她自己承担未能与我取得联系的责任，同时表明我不愿意承担责任，不愿意承认那些阻碍她和我取得联系的障碍也有我的责任。事实上，她为自己的需求而战的被动和无力，成功地将内疚、痛苦和责任投射到我的内在。如果是这样，了解这些机制，原则上会对她有所助益，很明显，这些机制造成了她的困难，但我担心她没有兴趣理解这类问题。她想要的是，我能意识到她有些严重的问题，我接纳这在我心中激起的感受，并且克制自己不要把这些感觉投射回她身上。她担心我无法处理这些感受，因为它们会扰乱我的心理平衡。

我诠释到，她担心我无法提供一个能让她把信息传达给我的设置。随后我提醒她注意当下分析中的气氛，她看起来比较镇静。我说，她希望我能看出，在这种镇静的背后，事情远不是那么美好。然而，我还说，她也暗示了一些表演性的事情正在发生，我很好奇，当她想要与人接触的时候，是否也采用这种方式。我提到，这让她不确定我是否能透过她的表演看到真实的感受。

在我说完之后，我意识到这个额外的评论带有一些批评的语气，我怀疑这是因为我难以容纳对她的感觉，其中有焦虑，可能还有我的恼火，因为她让我感觉到自己是有责任的、内疚的和无助的。这是一个具有"双重目的"的诠释的例子，在这种诠释中，分析师不满足于提出单一观点，而是增加了通常不必要的、往往没有帮助的第二个观点。过去的经验告诉我，此时，带有批评色彩的评论可能会导致一种施受虐关系的活现，在这种关系中，她觉得自己是一名受害者，受到了不公正的对待和无理的攻击，于是退缩到沉默中。

她沉默了一会儿，开始谈及她和女儿之间危机重重的关系。她向我描述，女儿是如何激怒每个人的，如何尖叫着说她无法忍受和他们住在一起，然后气冲冲地离去。起初她女儿说永远不会回来，但后来打电话说她星期一会回来上学。事实上，她女儿没有出现，G女士不得不给学校打电话解释，因为学校也对她女儿束手无策，已经威胁说要开除她。G女士告诉学校，她知道这很糟糕，但是她有什么办法呢？

我认为，这是对我们之前互动的一种评论，也是对我给出的诠释的一种回应。我想，在某种程度上，她觉得我一直在批评她，如同她女儿一样，她也有在愤怒中退缩的冲动。我不知道该如何回应，但我认为最好还是不要强调在我们关系中出现的这一部分。我不认为她能够为我们之间沟通的困难承担责任，而诠释这些问题可能会让她认为自己是一个受虐的受害者。我觉得，她在治疗过程中否认了这些感觉，并把我当作一个无法处理这些情绪的家长。

基于这些思考，我给出了一个诠释，当她女儿离家出走的时候，她感到十分无助，所以当她消失不见的时候，她需要我接纳这种类似的无助感。她需要我来处理因为她不能来参加分析和不能与我取得联系而产生的焦虑。她觉得我因此责怪她，就像她现在害怕我过于批判和防御，以至于我无法理解她对我的愤怒和失望，也无法意识到她一直想与我产生连接，事实上，她并没有退缩，而是试图与我联系，与我沟通。

沉默了一会儿之后，她告诉我许多关于她女儿的事，还有女儿结交的那些危险的不良青年的故事。G女士告诉我，她是如何试图通过打电话给女儿的朋友和他们的父母来追踪女儿的信息的，但当女儿发现这件事时，她非常愤怒，辱骂G女士，指责她监视和控制自己。G女士还试图让她的前夫，女儿的养父，把她带回家，但他说自己很忙，也没有车。他认为应该给这个女孩一些时间，让她自己回家。

此处，让我联系到她在分析中带给我的感受。我认为，她认同了一个无助的母亲角色，但那个愤怒的、不安的、对我生气的病人，那个不能忍受和我在一起的人，那个很难和我沟通的人，却没有直接出现在这里。这是一个似曾相识的问题，让我不确定是应该追寻她还是等她回来。我的理解是，当她退缩时，她觉得我是无法提供帮助的，害怕我会让她自己去寻找前来分析的路。她担心，我没有认真对待她所面临的危险。然而，在诠释中，我确实添加了一个以病人为中心的元素，我说，她说得很清楚，如果我试图在她感到不安、暴力和失控时联系她，就像她的女儿一样，她会生气，感到被入侵和控制。

余下的分析时间，我们以同样的方式进行着。她描述了她的同事不得不在财务主管面前表演，说服他相信该部门的财务状况非常糟糕，但是面对来自其他大学的申请者和同行时，这个问题恰恰相反，因为必须说服他们让其相信该部门是有望成功的。有人提到部门有可能会倒闭，以及为了避免这种情况，有必要裁减工作人员。她强烈的不安感让我印象深刻，而且最近有很多迹象表明她可能无法继续分析，而我可能被解雇。与这一主题有关的是，尽管她不赞成同事们的做法，但是她必须适应他们的工作方式。这与她内心深处的处境相符，她觉得自己被困在一个讨厌的组织里，但同时又觉得自己需要这个组织，无法自拔。

这节分析是相当典型的，让我们看到了她内在的焦虑，同时也显示了两个问题，一个是她在保持连接上存在的问题，另一个是她在我的内部所激起的问题。如果我试图联系一个很难来参加分析的、精神严重受损的病人，她会觉得我在追寻她。她明确表示，她不会容忍这种情况。而如果我过于被动，像她一样举手投降，声称自己无能为力，那么她将担心我会放弃，并将分析视为"破产的"和无望的。如果我以病人为中心进行诠释，她会觉得受到了入侵，并认为是我无法应对焦虑，所以我才责怪她，并把焦虑推回到她身上。我认为她更能容忍以分析师为中心的诠释，但有时她把这些理解看作我对她的忏悔，承认我无法面对她的困难，也承认自己害怕处理她的问题以及面对随之而来的后果。

讨　论

在上述材料中，我遇到的技术问题，一方面可以被认为是病人的阻抗，另一方面则是分析师的反移情困境。随着我们对保护性认同机制（Klein，1946；Rosenfeld，1971b），以及对与其紧密相关的容纳（Bion，1959，1962a，1963）和反移情（Heimann，1950，1960；Money-Kyrle，1956；Racker，1957；Sandler，1976）概念的了解越来越深入，我们增强了对这两个技术问题的理解。

桑德勒（Sandler，1976）和约瑟夫（1981）都认识到，病人会推动和刺激分析师，以便在移情过程中创造一个特定的情境。桑德勒描述了自我和客体之间的内在关系是如何在与分析师的关系中实现的，分析师被引导进入一种婴儿式的角色关系中，扮演其中的角色。他指出，作为弗洛伊德自由悬浮注意的对应物，分析师必须有一个自由悬浮的反应，分析师的反应以及他的思想和感受共同构成了他的反移情。约瑟夫向我们展示了，分析师如何通过这样的活现，在病人的潜意识幻想中扮演一个角色，并因此被用作病人防御系统的一部分。当然，病人可能会以一种妄想的方式来解释这种实现，以及婴儿式的角色关系，并逐渐相信这一过程的实现并不是通过自然手段，而是通过全能幻想。

我们已经开始使用反移情来指代精神分析师在他与病人的关系中的所有反应。我们认识到投射认同在创造这些反应中的重要性，并自然而然地产生了这样的想法：反移情是了解病人心理状态的重要信息来源。分析师可以试着观察自己对病人的反应，以及在治疗过程中对整体情况的反应，并利用这些反应来理解病人向他投射了什么。

但是，当我们试图在实践中使用反移情时，我们会发现反移情本身存在问题，其中最重要的原因是，分析师的防御需要将他的内省变得纷繁错乱，所以许多重要的反移情反应仍然是潜意识的。如果没有其他佐证，那么自我欺骗及潜意识地与病人共谋以逃避现实，会让反移情变得不可靠。在这里，第三方观点可以帮助分析师认识到自己的盲点并巩固自己的判断（Segal, 1991；Britton, 1989）。分析师可以在分析之外，咨询同事和督导，在一定程度上内化他们的功能。最重要的是，他可以利用病人给予的帮助，有时是通过病人对其工作的直接批评，但更多是通过病人对其诠释的反应。

由于分析师常被推入与病人的活现中，所以通常不可能准确地理解当时正在发生的情况。桑德勒（1976）认为，分析师可能会在自己内部捕捉到一种反移情反应，特别是当这种反应朝着不恰当的方向发展时，但通常，分析师只有在反移情反应见诸行动后才会意识到它的存在。无论是哪种情况，显然，基于病人的反应，分析师在产生即刻反移情的几分钟之后，再次对其进行检查是必要的，而在此节分析中或者随后的几次分析中，这样的重复检查也是必要，这能让分析师对反移情反应有更深层次的理解。分析师可以利用一切可能的手段，包括自我观察，观察自己的行动、病人的反应以及分析的整体气氛，对病人以及他与病人的互动达成某种理解。如果分析师能忍受自己所承受的压力，就能利用这种理解来形成一个诠释，让病人感到被理解和包容。当病人相信这一点时，他会觉得分析师可以容纳他投射给分析师的元素，因此，投射出去的这些元素变得更能够忍受。病人感到解脱，并能够运用分析师的思考、感受和体验的能力来帮助他应对困境。

如果分析师无法容纳投射，将自己封闭起来，或者反投射，那么病人会感到被攻击和误解，很可能会变得越来越不安，加剧他一直在使用的分裂和投射机制。另一方面，成功的容纳会促进整合，被理解的经验会为获得进一步的发展提供基础。

这种进一步的发展是持久心理变化发生的必要条件，而且，在我看来，发展并不是因为容纳而自动发生，而是取决于病人获得的领悟力和理解力。成功的容纳是发展的必要条件，但不是充分条件，成功的容纳与个体被理解有关，而不是获得理解力。分析师的容纳，需要他将投射而来的元素纳入头脑中，在那里它们可以被登记，并被赋予明确的意义。这不要求病人自己有能力或有兴趣获得理解力。如果病人想要进一步发展，他必须做出根本性的转变，培养对理解的兴趣，不管这种兴趣是多么微小或短暂。

这种转变，反映了一种容忍领悟力和精神痛苦能力的开始，这与从偏执-分裂位到抑郁位的转变有关。我将试图在后续的临床材料中，继续说明这种发展是如何依赖分离与丧失的体验的。

后续临床片段

几个月后，我告诉病人，这期间我将要额外休息一周。面对这种中断，她通常会缺席几次分析，部分原因是为了报复，但我认为，主要是为了把被遗弃的感受投射到我身上。这一次，她开始讲述自己如何像往常一样和丈夫一起步行上班，路过邻居家时，看到阁楼上有盏灯亮着。她知道这个房间最近被改造成新生儿的房间，当他们经过时，她想象着父母中有一人正在照顾这个婴儿。此刻，她开始怀疑，与现在的丈夫再有一个孩子是不是为时已晚，当她想到自己所患的各种妇科问题都必须被解决时，打了一个冷战，因为她想到在怀第一胎时，做的一些检查导致她产生了许多并发症和无休止的疼痛。他们拐了个弯，经过了她的同事兼最大竞争对手住的那条街。她和这位女士的关系很不好，她很欣赏这个女人，但又觉得受她控制，她描述说，通常，她路过的时候会直接往房子里看，她经常看到她的同事在四处走动，挑选当天要穿的衣服。然而这一次，她看不清房子里的东西，因为她的眼睛里噙着泪水。

我诠释说，她对我这周休假有很多不同的反应，而今天，似乎她将我要去处理其他事务的想法，与照顾一个婴儿联系起来，这让她触碰到了自己的悲伤，同时也让她感到更加孤独和难过。她的情绪平静且若有所思，正如她以往进入同事家、自己家和工作部门一样，这次她进入我的心智中，我们可以利用这次分析来了解，她以前是如何处理分离的。

　　像这样有连接的时刻并不频繁，也不持久，但这些时刻确实能让她对自己的思维方式越来越感兴趣，因此，也让她更能接受以病人为中心的诠释。此时，这种转变与病人的悲伤有关，因为她担心自己的精神和身体都不再具备生育孩子的能力。她更多地感受到和我的分离，她的眼泪能够让她与心理现实有短暂的接触。这种向抑郁位的微小而短暂的转变，让她对自己的心智和心理过程产生了兴趣。

深 入 讨 论

　　对于精神病病人和边缘性病人，以及其他处于偏执–分裂水平的病人，容纳能为其带来缓解，但并不一定会促进成长和发展。一个原因是，这种缓解依赖客体的持续容纳，而这种人格组织水平的病人，不能容忍与客体的真实分离，因此容纳能力尚不能被内化。客体已经被纳入组织中，因此丧失客体的威胁会导致恐慌，并导致全能幻想的运作，于是产生这样的幻觉，认为客体已经被占有和控制。病人将一个容纳投射元素的客体内化，从而不去真正面对分离的体验。有时候，这种全能幻想是妄想的，并且在诸多与之相反的证据中存活下来，但是在大多数情况下，这些相反的证据是被更巧妙地回避了，例如定期的治疗安排加剧了病人的错觉，即他的分析师不是一个自由独立的人，不能有自主和意料之外的行为。

　　我的病人通常通过投射认同来处理分离，她体验到如同进入了我的心智和身体，在那里她可以控制我，但是她也把自己看作我的内在，因此成为我的责任。在临床资料的第一部分，我试图说明当这种情况发生时，她是多么难以容纳。她的狂野、危险和侵略性的行为隐藏在她的镇静背后，但是当我很难寻找她，很难与她产生连接的时候，这些行为就突显出来。我对她的担心和她对女儿的担心是类似的。她担心我是否能承担对她的责任，当我能够容纳她的焦虑时，她似乎松了一口气。但这种缓解，需要分析师成为一个容器，在分析结束时，病人只有通过否认分离，才能够继续存活。这种否认与她对客体的占有欲有关，而这些客体仍在她的全能控制之下。

以下这种情况会不可避免地出现：分析师暂时脱离病人的全能控制，从而实现了某种程度的分离。在分析中，当我告诉她有一次意料之外的分析中断时，她意识到是邻居而不是她自己得到了她渴望已久的孩子，这时分离似乎发生了。我行动的自由，让她感到自己的全能控制减少，由此产生了丧失的体验，让她感到更多分离，在这个过程中，她表达了一些悲伤和痛苦，我想，这让她在某种程度上能够哀悼丧失的客体和失去的机会。我在其他地方（特别是第4章和第5章）也提出过，正是通过哀伤的工作，病人才能够重新获得她之前通过投射认同而摆脱的那些自我的部分，并且通过进一步的分析工作，这些投射出去的片段才可能重新融入自我（Steiner，1990a）。

正是在这些时候，病人才能对自己的心智产生真正的兴趣，并开始区分哪些属于分析师，哪些属于她自己。在那些精神不那么紊乱的病人的分析中，以及在分析工作的后期，这种向抑郁位的移动会更频繁地出现，但它也可能出现在任何时候，即使只是短暂和零星的时刻。这要求精神分析师具备容纳和整合被投射元素的能力，但我认为，这也要求精神分析师有勇气承担风险，可以在适当的时候，做出以病人为中心的诠释，即使这可能导致病人感觉受到迫害。

在两种诠释之间转换

在我报告的临床材料中，对于在两种诠释之间进行转换的需要，我努力保持觉察，但在两种诠释中，我都遭遇了困难。当我把注意力集中在病人的行为上，比方说，我诠释她采用表演的方式或退缩回沉默时，她会觉得自己受到了侵入，并因为没能与我联系而感觉受到指责。当以病人为中心的诠释暗示她对我们之间发生的事情负有责任时，她受到了最大程度的迫害，并倾向于退缩。尤其是在责任问题上，她觉得我有时采取了一种理直气壮的语气，使她感到我拒绝审查自己在这个问题的责任，而且不愿承担这个责任。在反移情中，这个问题给我带来了严重的困扰，因为当病人投射出如此强烈的感情时，我经常觉得我要为病人的问题以及我自己的问题负责。

正是在这种情况下，我认为最好在诠释中不要使用以病人为中心的元素，而将注意力放在病人对分析师的看法上，并避免在两者之间过早地建立联系。当然，这不是一个可以用来解决技术问题的公式，而且，正如我们已经看到的，以分析师为中心的诠释有其自身的困难。它们也可能无法提供容纳，有时仅仅是因为它们是错误的，触碰不到病人，有时是因为病人觉得分析师是在掩盖而不是在面对他的情境。太多以分析师为中心的诠释，会使病人感到分析师在专注于他自己，无法观察和回应病人及病人的问题。再者，分析师的这种观点有时是有道理的。病人总是在倾听有关分析师心理状态的信息，无论分析师使用何种诠释形式，语言和非语言线索都会给病人提供有关分析师的信息。病人可以利用这些信息来判断分析师所说的是否与他表达自己的方式相符，这关系到他对分析师的品格和诚信的看法。

有时，诠释病人对分析师的看法有助于病人认识到，他向分析师投射了一个古老的内在客体形象，比如说，期望分析师表现得像他母亲那样。这种诠释可以澄清这一点，并使病人随后能够以不同的角度看待分析师。然而，有时候，这种诠释仅仅证实了病人的恐惧。有效的诠释既不是让病人感到焦虑的忏悔，也不是被病人视为防御性的和虚假的否认。即使以分析师为中心的诠释成功地创造了一种容纳感，它们也会让人觉得这种成就感是片面的和暂时的。可能通过诠释，分析已经摆脱了僵局，分析师能够与病人建立更友好的关系，但真正的分析工作仍有待完成。

其中的技术挑战是，在以病人为中心和以分析师为中心的诠释之间找到一个适当的平衡。可能在某些时刻，必须强调对病人的容纳，但最终还是要回到帮助病人获得领悟这一任务上，如果分析师不愿意遵循这一最根本的目标，那他也无法为病人提供容纳的体验。事实上，这两个方面的诠释都可以被认为是分析师工作的女性化（阴性）和男性化（阳性）象征。这两者都是必需的，而领悟往往是令人不安的，只有当病人身处一个具有容纳功能的设置中时，他才会获得领悟。如果分析师能够敏感地留意到病人对诠释的反应，并且在倾听下一段材料时，部分地将其作为对之前诠释的评论，那么就有可能敏感而灵活地从一种诠释转向另一种诠释。随着发展的进一步深入，区分变得不那么重要，也会有诸多中间类型的诠释，通常可以在诠释中看到病人的活动与分析师由此产生的观点之间的联结。当病人在一个更原始的层面上运作时，是无法建立这种联结的，在这个层面上，被容纳和被理解比理解力更重要。

在与边缘性病人和精神病病人工作时，常会出现这类棘手的技术问题，这使得分析工作进展缓慢，而且时常令人感到沮丧，但可以带来意义深远的发展。向抑郁位的移动与从精神退缩中短暂地走出来有关，而且此过程一定会发生。如果分析师能利用这些机会，病人就可以利用它们获得领悟力，深入理解自己使用精神退缩的方式及其背后的人格病理组织的运作机制。

参 考 文 献

Abraham, K. (1919) 'A particular form of neurotic resistance against the psychoanalytic method', in *Selected Papers of Karl Abraham*, London:Hogarth Press (1927), 303–11.

——(1924) 'A short study of the development of the libido, viewed in the light of mental disorders', in *Selected Papers of Karl Abraham*, London: Hogarth Press (1927), 418–501.

Balint, M. (1968) *The Basic Fault: Therapeutic Aspects of Regression*, London: Tavistock.

Berner, P. (1991) 'Delusional atmosphere', *British Journal of Psychiatry*, 159:88–93.

Bion, W.R. (1957) 'Differentiation of the psychotic from the non-psychotic personalities', *International Journal of Psycho-Analysis*, 38:266–75; reprinted in *Second Thoughts*, London: Heinemann (1967).

——(1959) 'Attacks on linking', *International Journal of Psycho-Analysis*, 40:308–15; reprinted in *Second Thoughts*, London: Heinemann (1967),93–109.

——(1962a) *Learning from Experience*, London: Heinemann.

——(1962b) 'A theory of thinking', *International Journal of Psycho-Analysis*, 43:306–10; reprinted in *Second Thoughts*, London: Heinemann (1967), 110–19.

——(1963) *Elements of Psycho-analysis*, London: Heinemann.

——(1970) *Attention and Interpretation*, London: Tavistock.

Bowlby, J. (1980) *Attachment and Loss*, vol. 3, *Loss, Sadness and Depression*, London: Hogarth Press.

Brenman, E. (1985) 'Cruelty and narrow-mindedness', *International Journal of Psycho-Analysis*, 66:273–81; reprinted in E.Bott Spillius (1988) *Melanie Klein Today*, vol. 1, *Mainly Theory*, London: Routledge.

Britton, R.S. (1989) 'The missing link: parental sexuality in the Oedipus complex', in *The Oedipus Complex Today*, R.S.Britton, M.Feldman and E.O'Shaughnessy, London: Karnac Books.

——(1992) 'Keeping things in mind', in *Clinical Lectures on Klein and Bion*, R.Anderson (ed.), London: Routledge.

Britton, R.S., Feldman, M. and O'Shaughnessy, E. (1989) *The Oedipus Complex Today*, London: Karnac Books.

Chasseguet-Smirgel, J. (1974) 'Perversion, idealisation and sublimation', *International Journal of Psycho-Analysis*, 55:349–57.

——(1981) 'Loss of reality in perversions—with special reference to fetishism', *Journal of the American Psychoanalytic Association*,29:511–34.

——(1985) *Creativity and Perversion*, London: Free Association Books.

Cooper, A.M. (1986) 'Some limitations on therapeutic effectiveness: the "burnout syndrome"', *The Psychoanalytic Quarterly*, 55:576–98.

Deutsch, H. (1942) 'Some forms of emotional disturbance and their relationship to schizophrenia', *The Psychoanalytic Quarterly*, 11:301–21; reprinted in *Neurosis and Character Types*, London: Hogarth Press(1965).

Edmunds, L. and Ingber, R. (1977) 'Psychoanalytical writings on the Oedipus legend: a bibliography', *American Imago*, 34:374–86.

Fairbairn, R. (1949) 'Steps in the development of an object-relations theory of the personality', *British Journal of Medical Psychology*, 22:26–31.

Feldman, M. (1989) 'The Oedipus complex: manifestations in the inner world and the therapeutic situation', in *The Oedipus Complex Today*, R.S. Britton, M.Feldman and E.O'Shaughnessy, London: Karnac Books.

——(1992) 'Splitting and projective identification', in *Clinical Lectureson Klein and Bion*, R.Anderson (ed.), London: Routledge.

Fonagy, P. (1991) 'Thinking about thinking: some clinical and theoretical considerations in the treatment of a borderline patient', *International Journal of Psycho-Analysis*, 72:639–56.

Fonagy, P. and Moran, G.S. (1991) 'Understanding change in child psychoanalysis', *International Journal of Psycho-Analysis*, 72:15–22.

Freud, S. (1900) *The Interpretation of Dreams, Standard Edition of the Complete Psychological Works of Sigmund Freud*, SE 4.

——(1905a) 'Fragment of an analysis of a case of hysteria', SE 7:3–122.

——(1905b) *Three Essays on the Theory of Sexuality*, SE 7, 123–243.

——(1910) 'Leonardo Da Vinci and a memory of his childhood', SE 11:59–137.

——(1911a) *Psycho-analytic Notes on an Autobiographic Account of a Case of Paranoia (Dementia Paranoides)*, SE 12:3–82.

——(1911b) 'Formulation on the two principles of mental functioning', SE 12:215–26.

——(1914) 'On narcissism: an introduction', SE 14:67–102.

——(1917) 'Mourning and melancholia', SE 14:237–58.

——(1919) '"A child is being beaten", a contribution to the study of sexual perversions', SE 17:175–204.

——(1923) *The Ego and the Id*, SE 19:3–66.

——(1924) *Neurosis and Psychosis*, SE 19:149–53.

——(1927) 'Fetishis', SE 21:149–57.

——(1937) 'Analysis terminable and interminable', SE 23:211–53.

——(1940) *An Outline of Psycho-analysis*, SE 23:141–207.

——(1941) 'Findings, ideas, problems', SE 23:299–300.

Gillespie, W.H. (1956) 'The general theory of sexual perversion', *International Journal of Psycho-Analysis*, 37:396–403.

——(1964) 'The psychoanalytic theory of sexual deviation with special reference to fetishism', in *Sexual Deviation*, I.Rosen (ed.), London: Oxford University Press, 123–45.

Giovacchini, P.L. (1975) *Psychoanalysis of Character Disorders*, NewYork: Jason Aronson.

——(1984) *Character Disorders and Adaptive Mechanisms*, New York: Jason Aronson.

Gitelson, M. (1963) 'On the problem of character neurosis', *Journal of the Hillside Hospital*, 12:3–17.

Glasser, M. (1979) 'Some aspects of the role of aggression in the perversions', in *Sexual Deviation*, I.Rosen (ed.), London: Oxford University Press, 278–305.

——(1985) '"The weak spot"—some observations on male homosexuality', *International Journal of Psycho-Analysis*, 66:405–14.

Glover, E. (1933) 'The relation of perversion-formation to the development of reality-sense', *International Journal of Psycho-Analysis*, 14:486–504; reprinted in E.Glover, *On the Early Development of the Mind*, London: Imago (1956).

——(1964) 'Aggression and sado-masochism', in *Sexual Deviation*, I.Rosen (ed.), London: Oxford University Press, 146–62.

Green, A. (1987) 'Oedipus, Freud, and us', in *Psychoanalytic Approaches to Literature and Film*, M.Charne and J.Repper (eds), New York:Associated Press, 215–37.

Grosskurth, P. (1986) *Melanie Klein*, London: Hodder & Stoughton.

Grotstein, J.S. (1979) 'The psychoanalytic concept of the borderline organisation', in *Advances in the Psychotherapy of the Borderline Patient*, J.Le Boit and A.Capponi (eds), New York: Jason Aronson.

Guntrip, H. (1968) *Schizoid Phenomena: Object Relations and the Self*, London: Hogarth Press.

Heimann, P. (1950) 'On countertransference', *International Journal of Psycho-Analysis*, 31:81–4.

——(1960) 'Countertransference', *British Journal of Medical Psychology*, 33:9–15.

Jaques, E. (1965) 'Death and the mid-life crisis', *International Journal of Psycho-Analysis*, 46:502–14.

Joseph, B. (1975) 'The patient who is difficult to reach', in *Tactics and Techniques in Psycho-analytic Therapy,* vol. II, *Countertransference*, P.L. Giovacchini (ed.), New York: Jason Aronson; reprinted in *PsychicEquilibrium and Psychic Change: Selected Papers of Betty Joseph*, M.Feldman and E. Bott Spillius (eds), London: Roudedge (1989).

——(1981) 'Towards the experiencing of psychic pain', in '*Do I DareDisturb the Universe?* A memorial to W.R.Bion', J.S.Grotstein (ed.),Beverly Hills, CA: Caesura Press; reprinted in *Psychic Equilibrium and Psychic Change: Selected Papers of Betty Joseph*, M.Feldman and E.Bott Spillius (eds), London: Roudedge (1989).

——(1982) 'Addiction to near death', *International Journal of Psycho-Analysis*, 63:449–56; reprinted in *Psychic Equilibrium, and Psychic Change: Selected Papers of Betty Joseph*, M.Feldman and E.Bott Spillius (eds), London: Roudedge (1989).

——(1983) 'On understanding and not understanding: some technical issues', *International Journal of Psycho-Analysis*, 64:291–8; reprinted in *Psychic Equilibrium and Psychic Change: Selected Papers of Betty Joseph*, M.Feldman and E.Bott Spillius (eds), London: Roudedge (1989).

——(1985) 'Transference: the total situation', *International Journal of Psycho-Analysis*, 66:447–54; reprinted in *Psychic Equilibrium and Psychic Change: Selected Papers of Betty Joseph*, M.Feldman and E.Bott Spillius (eds), London: Roudedge (1989).

——(1989) *Psychic Equilibrium and Psychic Change: Selected Papers of Betty Joseph*, M.Feldman and E.Bott Spillius (eds), London: Roudedge.

Kernberg, O.F. (1967) 'Borderline personality organisation', *Journal of the American*

Psychoanalytic Association, 15:641–85.

——(1975) *Borderline Conditions and Pathological Narcissism*, New York: Jason Aronson.

——(1976) *Object Relations Theory and Clinical Psychoanalysis*, New York: Jason Aronson.

——(1979) 'Some implications of object relations theory for psychoanalytic technique', *Journal of the American Psychoanalytic Association*, 27:207–39.

——(1983) 'Object relations theory and character analysis', *Journal of the American Psychoanalytic Association*, 31:247–71.

Khan, M.M.R. (1979) *Alienation in Perversions*, London: Hogarth Press.

Klein, M. (1930) 'The importance of symbol formation in the development of the ego', in *The Writings of Melanie Klein*, vol. 1, London: Hogarth Press (1975), 186–98.

——(1932) *The Psychoanalysis of Children, The Writings of Melanie Klein*, vol. 2, London: Hogarth Press (1975).

——(1935) 'A contribution to the psychogenesis of manic-depressive states', *International Journal of Psycho-Analysis*, 16:145–74; reprinted in *The Writings of Melanie Klein*, vol. 1, London: Hogarth Press (1975), 262–89.

——(1940) 'Mourning and its relation to manic-depressive states', *International Journal of Psycho-Analysis*, 21:125–53; reprinted in *The Writings of Melanie Klein*, vol. 1, London: Hogarth Press (1975),344–69.

——(1946) 'Notes on some schizoid mechanisms', *International Journal of Psycho-Analysis*, 27:99–110; reprinted in *The Writings of Melanie Klein*, vol. 3, London: Hogarth Press (1975), 1–24.

——(1952) 'Some theoretical conclusions regarding the emotional life of the infant', in *Developments in Psychoanalysis*, J.Riviere (ed.); reprinted in *The Writings of Melanie Klein*, vol. 3, London: Hogarth Press (1975), 61–93.

——(1955) 'On identification', in *New Directions in Psychoanalysis*, London: Hogarth Press; reprinted in *The Writings of Melanie Klein*, vol. 3, London:

Hogarth Press (1975), 141–75.

——(1957) *Envy and Gratitude*, London: Tavistock; reprinted in *The Writings of Melanie Klein*, vol. 3, London: Hogarth Press (1975),176–235.

Langs, R. (1978) 'Some communicative properties of the bipersonal field', *International Journal of Psychoanalytic Psychotherapy*, 7:87–135.

Laufer, M. and Laufer, M.E. (1984) *Adolescence and Developmental Breakdown*, New Haven and London: Yale University Press.

Lax, R.F. (ed.) (1989) *Essential Papers on Character Neurosis and Treatment*, New York: New York University Press.

Lax, R.F., Bach, S. and Burland, J.A. (1980) *Rapprochement: The Critical Subphase of Separation-Individuation*, New York: Jason Aronson.

Leowald, H. (1962) 'Internalisation, separation, mourning, and the superego', *The Psychoanalytic Quarterly*, 31:483–504.

——(1978) 'Instinct theory, object relations, and psychic-structure formation', *Journal of the American Psychoanalytic Association*,26:463–506; reprinted in *Rapprochement: The Critical Subphase of Separation-Individuation*, R.F.Lax, S.Bach and J.A.Burland, New York: Jason Aronson (1980).

Limentani, A. (1976) 'Object choice and actual bisexuality', *International Journal of Psychoanalytic Psychotherapy*, 5:205–19.

——(1979) 'The significance of transsexualism in relation to some basic psychoanalytic concepts', *International Review of Psycho-Analysis*, 6:139–54.

Lindemann, E. (1944) 'Symptomatology and management of acute grief', *American Journal of Psychiatry*, 101:141–9.

Loewenstein, R.M. (1967) 'Defensive organisation and autonomous ego function', *Journal of the American Psychoanalytic Association*, 15:795–809.

McDougall, J. (1972) 'Primal scene and sexual perversion', *International Journal of Psycho-Analysis*, 53:371–84.

Mahler, M., Pine, F. and Bergman, A. (1975) *The Psychological Birth of the Human*

Infant, New York: Hutchinson.

Meltzer, D. (1966) 'The relation of anal masturbation to projective identification', *International Journal of Psycho-Analysis*, 47:335–42.

——(1968) 'Terror, persecution and dread', *International Journal of Psycho-Analysis*, 49:396–401; reprinted in *Sexual States of Mind*, Perthshire: Clunie Press (1973), 99–106.

——(1973) 'Infantile perverse sexuality', in *Sexual States of Mind*, Perthshire: Clunie Press, 90–8.

Money-Kyrle, R. (1956) 'Normal countertransference and some of its deviations', *International Journal of Psycho-Analysis*, 37:360–6; reprinted in *The Collected Papers of Roger Money-Kyrle*, Perthshire: Clunie Press (1978), 330–42.

——(1968) 'Cognitive development', *International Journal of Psycho-Analysis*, 49:691–8; reprinted in *The Collected Papers of Roger Money-Kyrle*, Perthshire: Clunie Press (1978), 416–33.

——(1971) 'The aim of psycho-analysis', *International Journal of Psycho-Analysis*, 52:103–6; reprinted in *The Collected Papers of Roger Money-Kyrle*, Perthshire: Clunie Press (1978), 442–9.

Nunberg, H.G. (1956) 'Character and neurosis', *International Journal of Psycho-Analysis*, 37:36–45.

O'Shaughnessy, E. (1981) 'A clinical study of a defensive organisation', *International Journal of Psycho-Analysis*, 62:359–69.

——(1993) 'Enclaves and excursions', *International Journal of Psycho-Analysis*, 73:603–11.

Parkes, C.M. (1972) *Bereavement: Studies of Grief in Adult Life*, London:Tavistock.

Pilikian, H.I. (1974) Interview with Douglas Keay, following production of *Oedipus Rex* in Chichester, *Guardian*, 17 July.

Potamianou, A. (1992) *Un Bouclier dans l'economie des etats—limites: l'espoir*, Paris: Presses Universitaires de France.

Racker, H. (1957) 'The meaning and uses of countertransference', *The Psychoanalytic Quarterly*, 26:303–57; reprinted in *Transference and Countertransference*, London: Hogarth Press (1968).

Reich, W. (1933) *Character Analysis*, New York: Orgone Institute Press(1949).

Rey, J.H. (1975) 'Liberté et processus de pensée psychorique', *La Vie Médicale au Canada Français*, 4:1046–60.

——(1979) 'Schizoid phenomena in the borderline', in *Advances in the Psychotherapy of the Borderline Patient*, J.Le Boit and A.Capponi (eds), New York: Jason Aronson.

——(1986) 'Reparation', *Journal of the Melanie Klein Society*, 4:5–35.

——(1988) 'That which patients bring to analysis', *International Journal of Psycho-Analysis*, 69:457–70.

Riesenberg-Malcolm, R. (1981) 'Expiation as a defence', *International Journal of Psychoanalytic Psychotherapy*, 8:549–70.

Riviere, J. (1936) 'A contribution to the analysis of the negative therapeutic reaction', *International Journal of Psycho-Analysis*, 17:304–20; reprinted in A.Hughes (ed.), *The Inner World and Joan Riviere: Collected Papers 1920–1958*, London: Karnac (1991), 134–53.

Rosenfeld, H.A. (1950) 'Notes on the psychopathology of confusional states in chronic schizophrenia', *International Journal of Psycho-Analysis*, 31: reprinted in *Psychotic States*, London: Hogarth Press (1965).

——(1964) 'On the psychopathology of narcissism: a clinical approach', *International Journal of Psycho-Analysis*, 45:332–7; reprinted in *Psychotic States*, London: Hogarth Press (1965).

——(1971a) 'A clinical approach to the psychoanalytic theory of the life and death instincts: an investigation into the aggressive aspects of narcissism', *International Journal of Psycho-Analysis*, 52:169–78.

——(1971b) 'Contributions to the psychopathology of psychotic patients: the importance of projective identification in the ego structure and object relations of the psychotic patient', in *Problems of Psychosis*, P.Doucet and C.Laurin (eds), Amsterdam: Excerpta Medica; reprinted in E.Bott Spillius (1988), *Melanie Klein Today*, vol. 1, *Mainly Theory*, London: Routledge.

——(1978) 'Some therapeutic factors in psycho-analysis', *International Journal of Psycho-analysis and Psycho-therapy*, 7:152–64.

——(1983) 'Primitive object relations', *International Journal of Psycho-Analysis*, 64:261–7.

——(1987) *Impasse and Interpretation*, London: Tavistock. Rudnytsky, P.L. (1987) *Freud and Oedipus*, New York: Columbia University Press.

Sachs, H. (1923) 'On the genesis of perversions', *Internationale Zeitschrift für Psycho-Analyse*, 19:172–82; republished in C.W.Socarides, *Homosexuality*, New York: Jason Aronson (1978); translated by Hella Freud Bernays.

Sandler, J. (1976) 'Countertransference and role-responsiveness', *International Review of Psycho-Analysis*, 3:43–7.

Sandler, J. and Sandler, A.M. (1978) 'On the development of object relationships and affects', *International Journal of Psycho-Analysis*, 59:285–96.

Segal, H. (1956) 'Depression in the schizophrenic', *International Journalof Psycho-Analysis*, 37:339–43; reprinted in *The Work of Hanna Segal*, New York: Jason Aronson (1981), 121–30.

——(1957) 'Notes on symbol formation', *International Journal of Psycho-Analysis*, 38:391–7; reprinted in *The Work of Hanna Segal*, New York: Jason Aronson (1981), 49–65.

——(1958) 'Fear of death: notes on the analysis of an old man', *International Journal of Psycho-Analysis*, 39:187–91; reprinted in *The Work of Hanna Segal*, New York: Jason Aronson (1981), 173–82.

——(1964) *Introduction to the Work of Melanie Klein*, London: Hogarth Press.

——(1972) 'A delusional system as a defence against the re-emergence of a catastrophic situation', *International Journal of Psycho-Analysis*, 53:393–401.

——(1983) 'Some clinical implications of Melanie Klein's work: emergence from narcissism', *International Journal of Psycho-Analysis*, 64:269–76.

——(1991) *Dream, Phantasy, and Art*, London: Routledge.

Shengold, L. (1988) *Halo in the Sky*, New York: Guildford Press.

——(1989) *Soul Murder: The Effects of Childhood Abuse and Deprivation*, New Haven, CT: Yale University Press.

Shorter Oxford English Dictionary (1933) London: Oxford University Press.

Sims, A. (1988) *Symptoms in the Mind: An Introduction to Descriptive Psychopathology*, London: Baillière Tindall.

Socarides, C.W. (1978) *Homosexuality*, New York: Jason Aronson.

Sohn, L. (1985) 'Narcissistic organisation, projective identification and the formation of the identificate', *International Journal of Psycho-Analysis*, 66: 201–14; reprinted in E.Bott Spillius (1988) *Melanie Klein Today*, vol. 1, *Mainly Theory*, London: Routledge.

Spillius, E.Bott (1983) 'Some developments from the work of Melanie Klein', *International Journal of Psycho-Analysis*, 64:321–32.

——(1988a) *Melanie Klein Today*, vol. 1, *Mainly Theory*, London: Routledge.

——(1988b) *Melanie Klein Today*, vol. 2, *Mainly Practice*, London: Routledge.

Steiner, J. (1979) 'The border between the paranoid-schizoid and the depressive positions in the borderline patient', *British Journal of Medical Psychology*, 52:385–91.

——(1982) 'Perverse relationships between parts of the self: a clinical illustration', *International Journal of Psycho-Analysis*, 63:241–51.

——(1985) 'Turning a blind eye: the cover-up for Oedipus', *International Review of Psycho-Analysis*, 12:161–72.

——(1987) 'The interplay between pathological organisations and the paranoid-schizoid and depressive positions', *International Journal of Psycho-Analysis*', reprinted in E.Bott Spillius (1988) *Melanie Klein Today*, vol. 1, *Mainly Theory*, London: Routledge.

——(1989a) 'The aim of psychoanalysis', *Psychoanalytic Psychotherapy*, 4:109–20.

——(1989b) 'The psychoanalytic contribution of Herbert Rosenfeld', *International Journal of Psycho-Analysis*, 70:611–17.

——(1990a) 'Pathological organisations as obstacles to mourning: the role of unbearable guilt', *International Journal of Psycho-Analysis*, 71:87–94.

——(1990b) 'The retreat from truth to omnipotence in *Oedipus at Colonus'*, *International Review of Psycho-Analysis*, 17:227–37.

——(1990c) 'The defensive function of pathological organisations', in *Master Clinicians on Treating the Regressed Patient*, B.L.Boyer and P.Giovacchini (eds), New York: Jason Aronson.

——(1991) 'A psychotic organisation of the personality', *International Journal of Psycho-Analysis*, 72:201–7.

——(1992) 'The equilibrium between the paranoid-schizoid and the depressive positions', in *Clinical Lectures on Klein and Bion*, Robin Anderson (ed.), London: Routledge.

Stewart, H. (1961) 'Jocasta's crimes', *International Journal of Psycho-Analysis*, 42:424–30.

Stoller, R. (1975) *Perversion: The Erotic Form of Hatred*, Brighton: Harvester Press.

Vellacott, P. (1956) *Aeschylus: The Oresteian Trilogy*, Harmondsworth: Penguin Books.

——(1961) *Aeschylus: Prometheus Bound and Other Plays*, Harmondsworth: Penguin Books.

——(1971) *Sophocles and Oedipus: A Study of Oedipus Tyrannus with a New Translation*, London: Macmillan.

——(1978) 'Oedipus at Colonus: An alternate view', Unpublished manuscript.

Watling, E.F. (1947) *The Theban Plays*, Harmondsworth: Penguin Books.

Winnicott, D.W. (1953) 'Transitional objects and transitional phenomena:a study of the first not-me possession', *International Journal of Psycho-Analysis*, 34:89–97.

——(1958) *Collected Papers: Through Paediatrics to Psycho-Analysis*, London: Tavistock.

——(1960) 'Ego distortions in terms of true and false self', in *The Maturational Process and the Facilitating Environment*, London: Hogarth Press (1965), 140–57.

——(1965) *The Maturational Process and the Facilitating Environment*, London: Hogarth Press.

——(1969) 'The use of an object', *International Journal of Psycho-Analysis*, 50:711–16; reprinted in *Playing and Reality* (1971), London: Tavistock.

——(1971) *Playing and Reality*, London: Tavistock.

Winnington-Ingram, R.P. (1980) *Sophocles: An Interpretation*, Cambridge:Cambridge University Press.

万千心理 心理咨询与治疗书目

书号	书名	著、译者	定价(元)
心理治疗精选读物			
X1130	罗杰斯心理治疗（软精装）	B. A. Farber等著　郑刚等译	78.00
X1131	日益亲近（精装）	Irvin D. Yalom著　童慧琦译	58.00
X1132	直视骄阳（精装）	Irvin D. Yalom著　张亚译	48.00
X1133	给心理治疗师的礼物（精装）	Irvin D. Yalom著　张怡玲译	58.00
X857	隐性说服力（全彩）	M. Adnrews等著　宋一辰译	60.00
X1129	寻求安全——创伤后应激障碍和物质滥用治疗手册	L. M.Najavits著　童慧琦等译	66.00
X1123	爱·恨与修复	M. Klein等著　吴艳茹译	18.00
X1182	嫉羡和感恩	M. Klein著　姚峰等译	60.00
X1281	一个阿尔茨海默病人的回忆录	G. O'Brien著　王晓波译	78.00
X969	我穿越疯狂的旅程	E. R. Saks等著　李慧君等译	40.00
X1421	熙珺叙语（第二版）（全彩）	吴熙珺著	58.00
心理治疗精选读物合计			622.00

精神分析专题			
X1136	精神分析案例解析（精装）	N. McWilliams主编 钟慧等译　李鸣审校	78.00
X1095	精神分析治疗（精装）	N. McWilliams著 曹晓鸥等译　张黎黎审校	88.00
X1148	精神分析诊断（精装）	N. McWilliams主编 鲁小华等译　李鸣审校	98.00
X1532	阅读克莱因（精装）	M. Rustin等著　王旭梅等译	86.00
X1319	长程心理动力学心理治疗	G. O. Gabbard著　徐勇等译	50.00
X1452	俄狄浦斯情结新解	M. Klein著　林玉华译	32.00
X1453	临床克莱因	R. D. Hinshelwood著　杨方峰译	58.00
X1167	俄狄浦斯情结	J. -D. Nasio著　张源译	25.00
X1168	悦读弗洛伊德	J. -D. Nasio著　张源译	25.00
X1380	心理动力学团体分析	H. Behr等著　武春艳等译	52.00
X1383	短程动力取向心理治疗实践指南	H. E. Book著　邵啸译	48.00
X1381	谈话治疗	David Taylor主编　黄淑清等译	58.00
X1382	内在生命	Margot Waddell著　林晴玉等译	56.00
X1221	小猪猪的故事——一个小女孩的精神分析治疗过程记录	唐纳德·温尼科特著　赵丞智译	36.00
X1200	心理动力学个案概念化	D. L. Cabaniss等著　孙玲等译	58.00

……

欲了解更多图书信息，请登录： www.wqedu.com

联系地址： 北京市西城区三里河路6号院2号楼213室　万千心理

咨询电话： 010-65181109，65262933

*本目录定价如有错误或变动，以实际出书为准。